어르신 즐거운 옛 추억 색칠하기

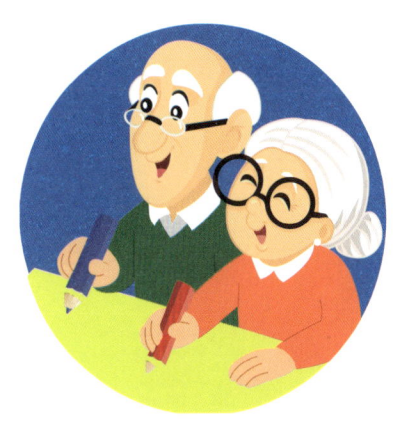

구성 | 치매예방교육회

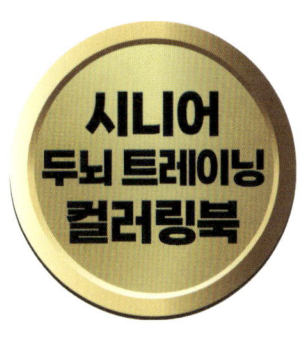

이가출판사

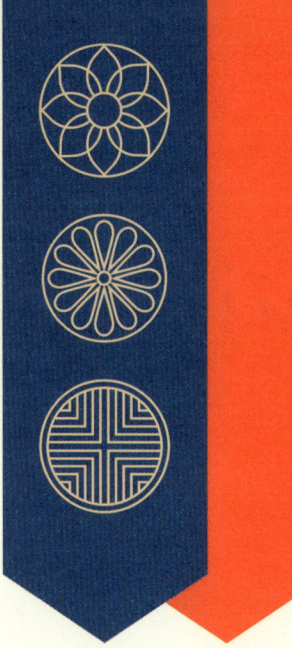

책을 펴내며

어르신 인구가 증가하고 인지 능력 및 정신건강의 중요성이 날로 중요하게 여겨지면서 삶의 질을 향상하고 인지 기능의 저하를 예방하는 노력이 여러 기관에서 진행되고 있습니다. '혹여 내가 치매에 걸리면 어쩌나.' 하는 불안감에 이런저런 프로그램에 기웃거리지만, 인지능력을 향상하기 위해서는 일상생활 속에서 매일 반복적으로 꾸준한 뇌훈련이 필요합니다.

미국 심리학회(APA)에 따르면 색칠 놀이는 정서적 안정과 감정 조절에 긍정적 효과가 있으며, 인지 기능 향상에 도움이 된다는 연구 결과가 발표되었고, 이후로 국내에서도 색칠하기 활동에 관심이 높아졌습니다.

이에 따라 어르신 색칠하기 책을 꾸준히 발간해 온 치매예방교육회에서는 어르신들의 경험과 생활을 그림으로 담은 어르신 맞춤 색칠하기 책을 출간하였습니다.

『어르신 즐거운 옛 추억 색칠하기』는 연날리기·윷놀이·팽이치기 등 어린 시절의 놀이, 전통 혼례, 설날 세배 모습 등 소중한 추억이 그림으로 담겼습니다. 또한 추억의 물건, 음식, 민화, 전통 문양 등 다양한 소재로 행복했던 순간을 기억하며 매일 하루 한 장씩 색칠하며 즐겁게 지내실 수 있도록 구성하였습니다.

어르신에 맞추어 그림의 크기와 채색면을 큼직하게 하면서 여백도 주어 시원한 느낌을 살렸습니다. 색칠하는 주제가 무엇인지 쉽게 알 수 있게 다양한 원색을 조합하였고, 그림의 윤곽선을 선명하게 하여 경계를 침범하지 않고 색칠할 수 있게 하였습니다.

이 책을 통해 어르신들이 건강과 웃음을 찾고 삶의 활력을 높이시길 기원합니다.

어르신 즐거운 옛 추억 색칠하기

| 차례 |

윷놀이 / 십장생도 / 복주머니 / 널뛰기 / 꽃버선 / 떡방아
연날리기 / 전통 악기 / 추석 명절 음식 / 호랑이와 까치
팽이치기 / 꽃신 / 연꽃 / 탈춤 / 원앙 / 돌잔치 / 일월오봉도
노리개 / 전통 혼례 / 전통 가옥 / 설날 떡국 / 호롱불과 문방사우
장승 / 세배 / 족두리 / 부채 / 청사초롱 / 경복궁 / 물고기 전통 문양

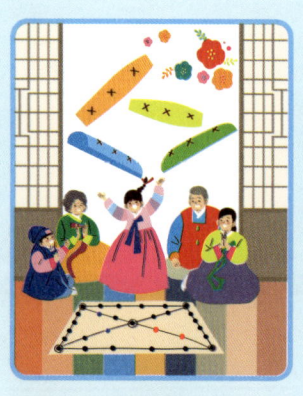
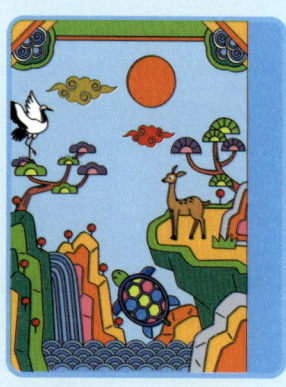
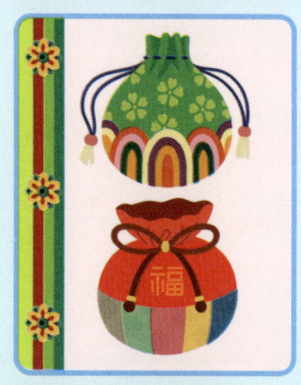
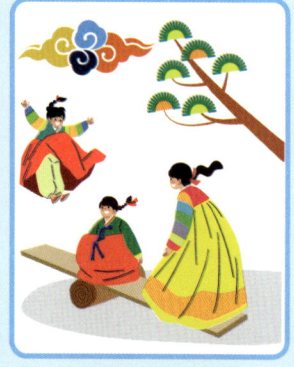
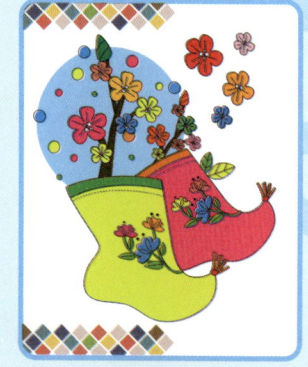
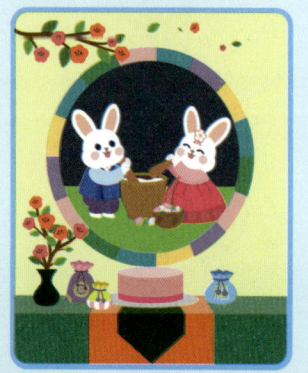
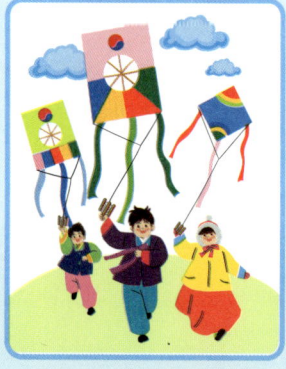
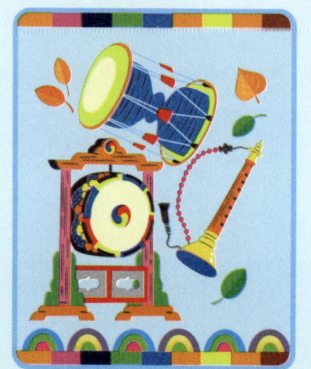
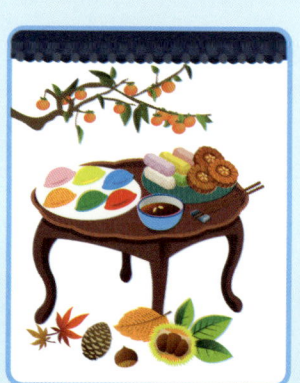

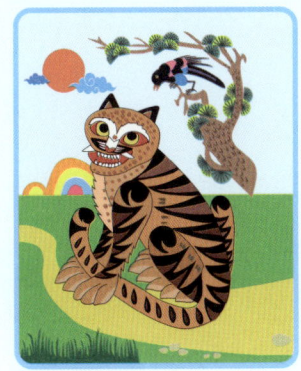
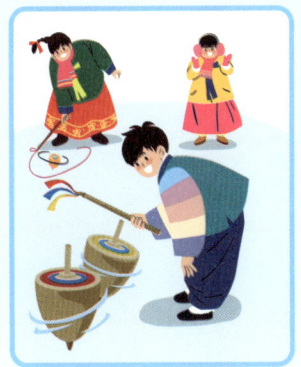
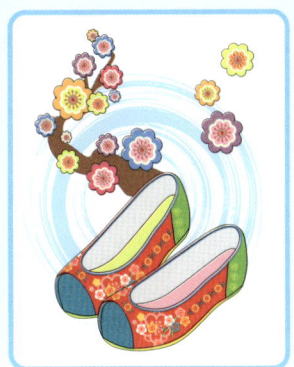
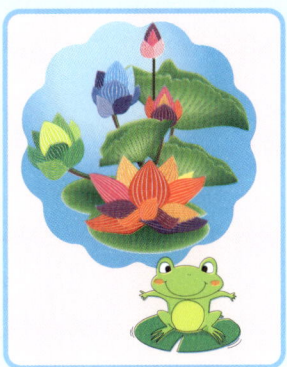
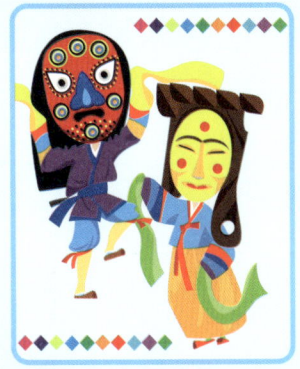
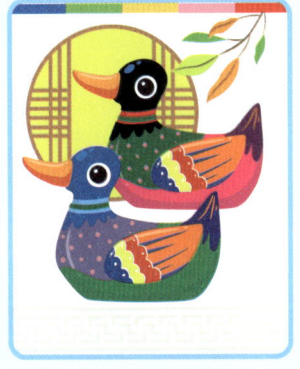
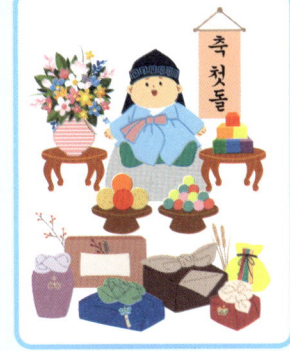
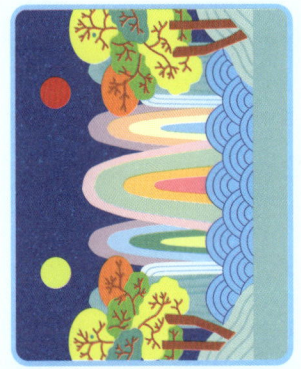

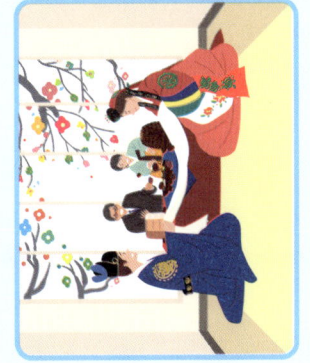
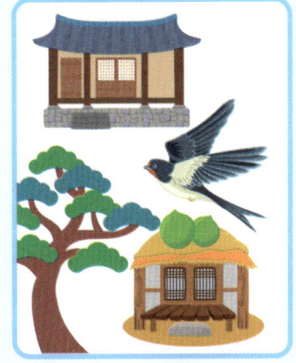
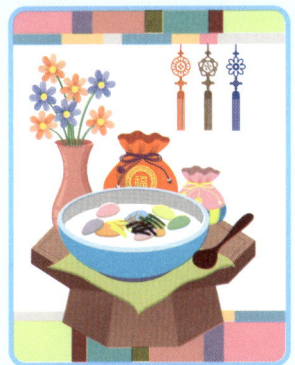
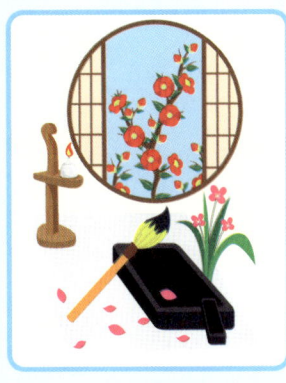
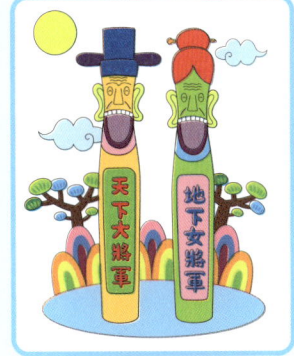
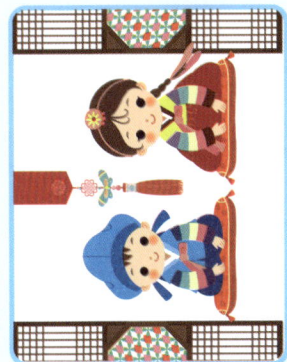
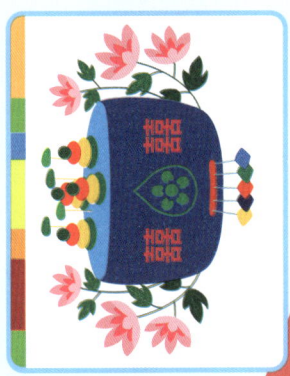
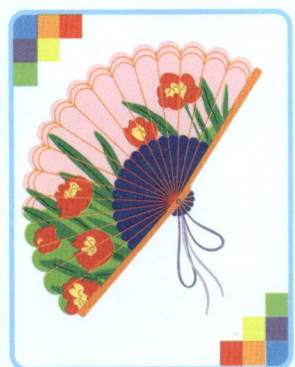
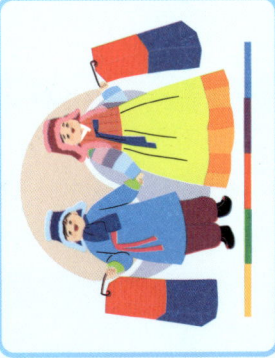
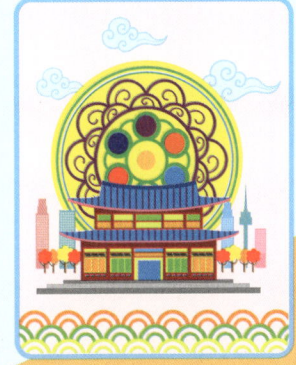
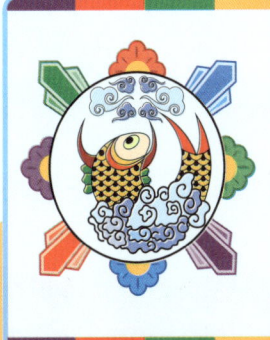

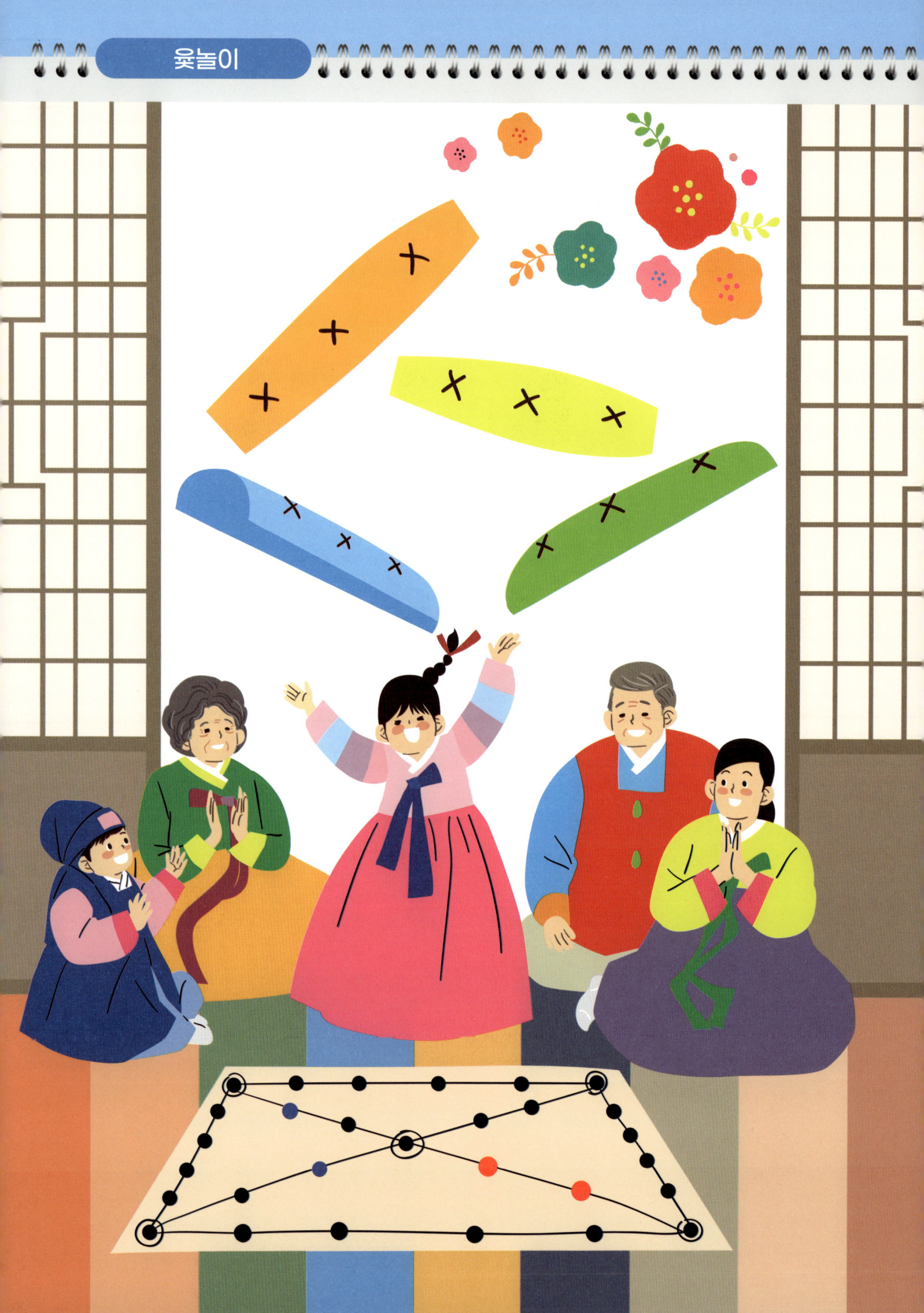

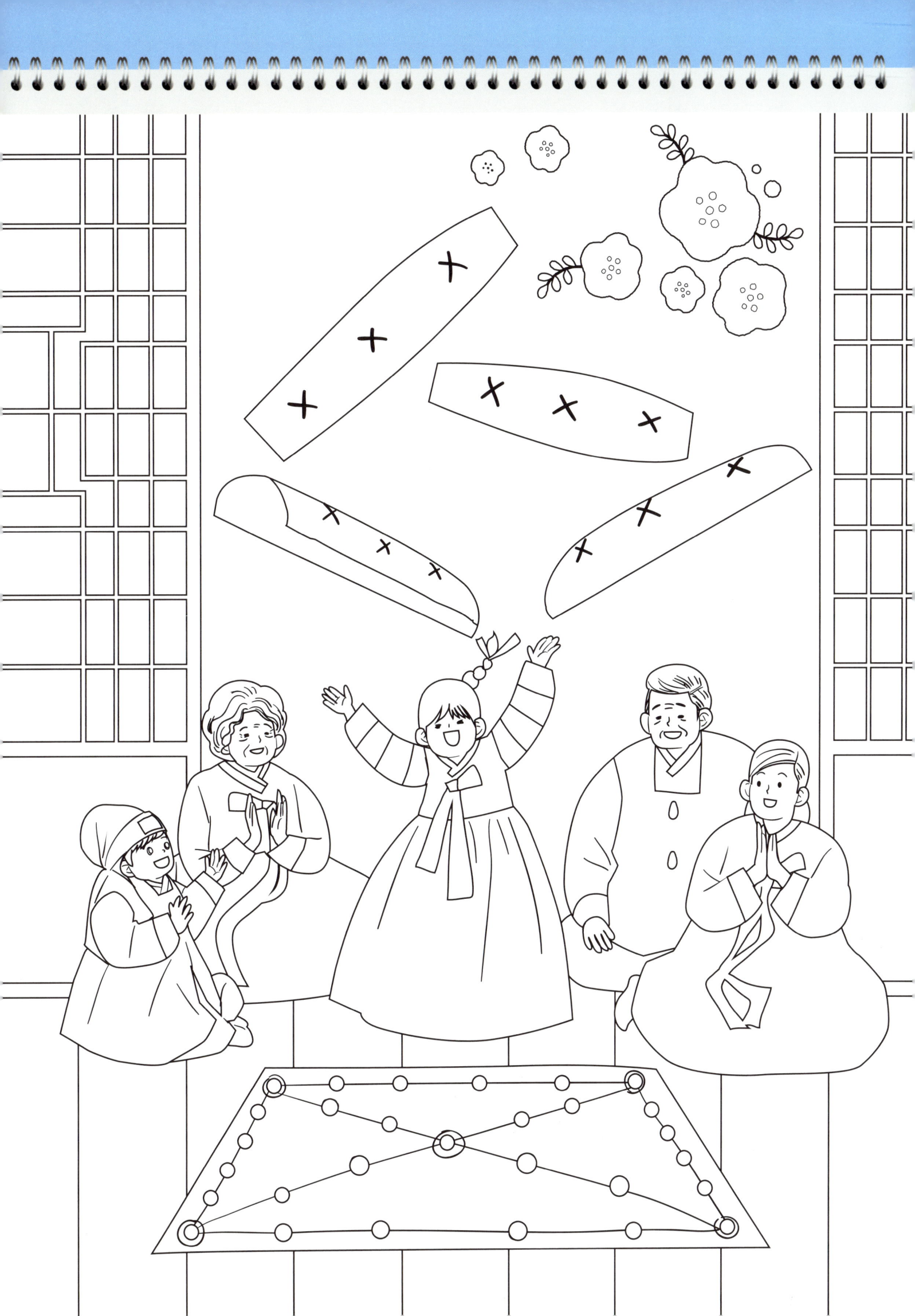

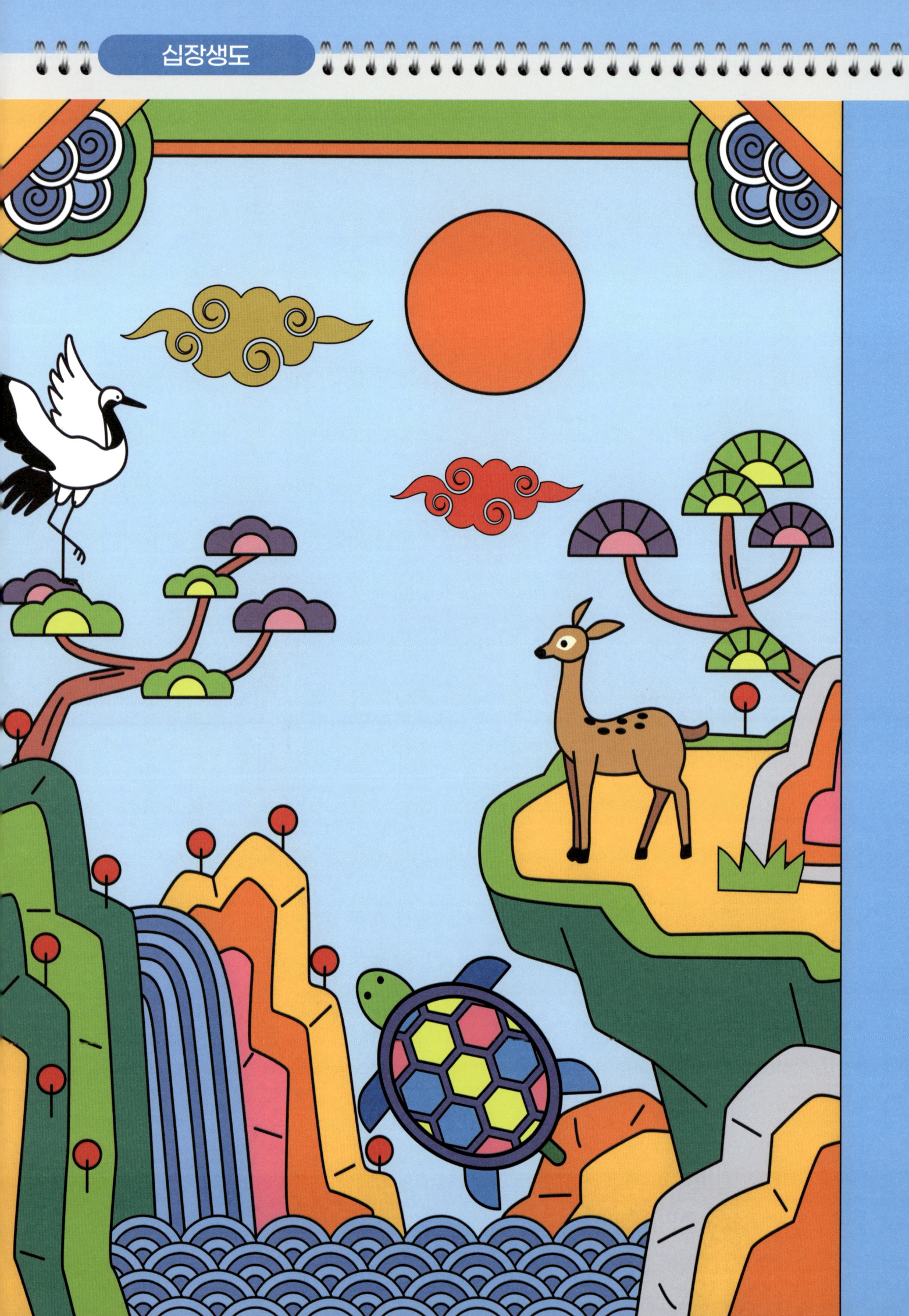

십장생도

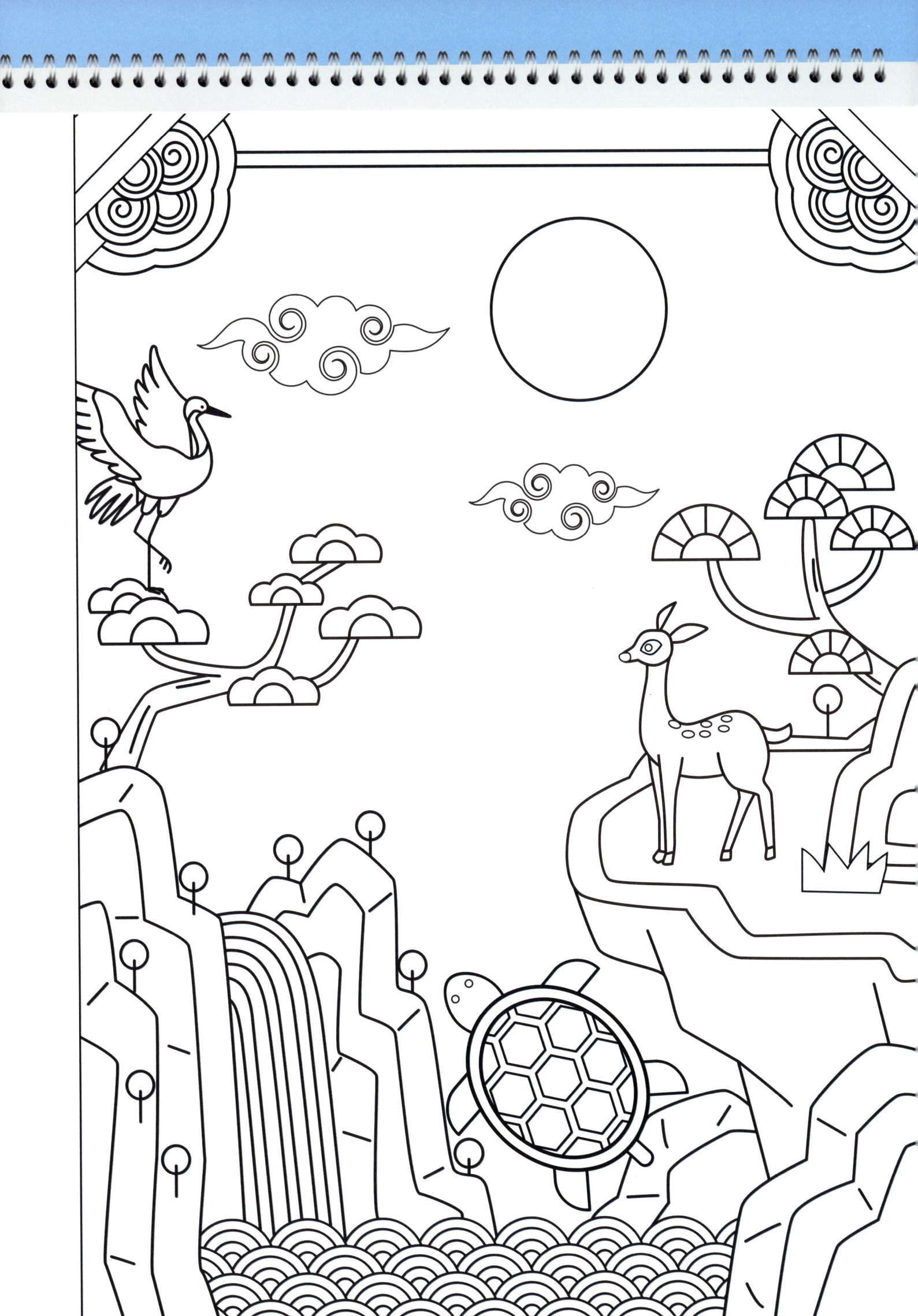

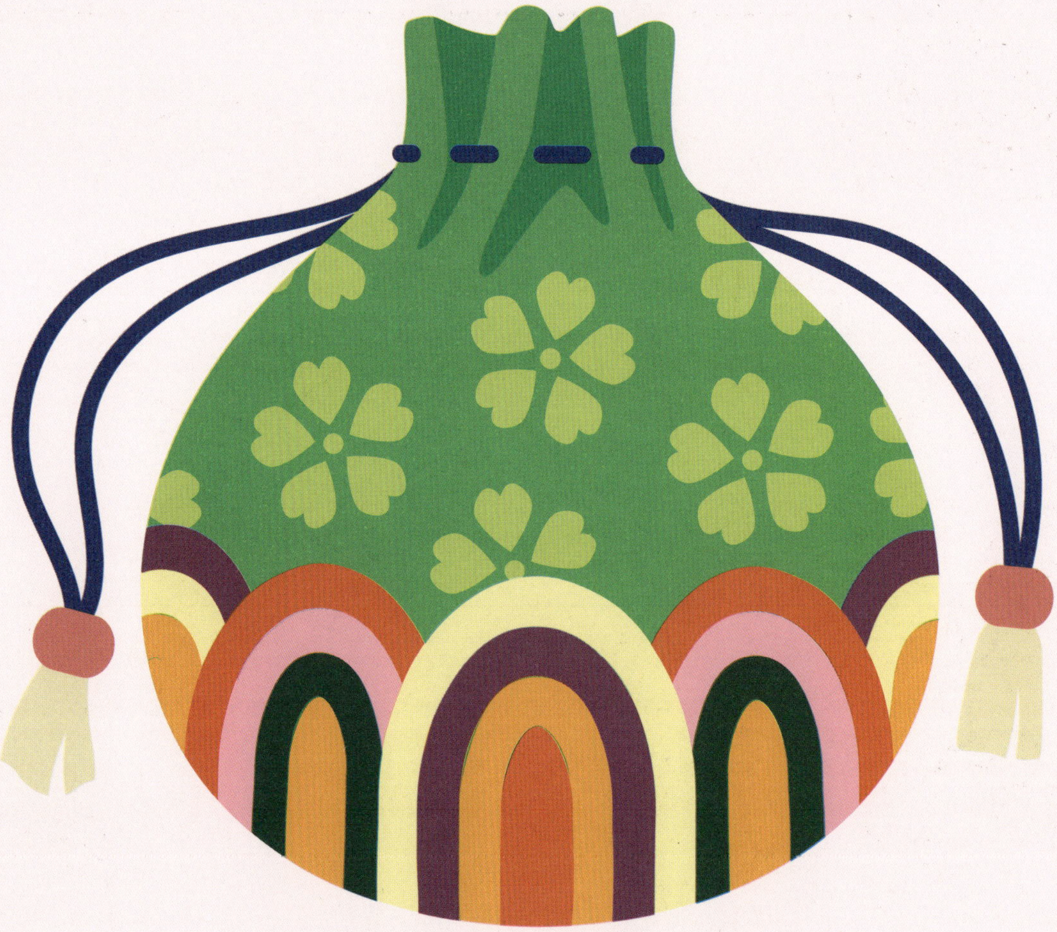

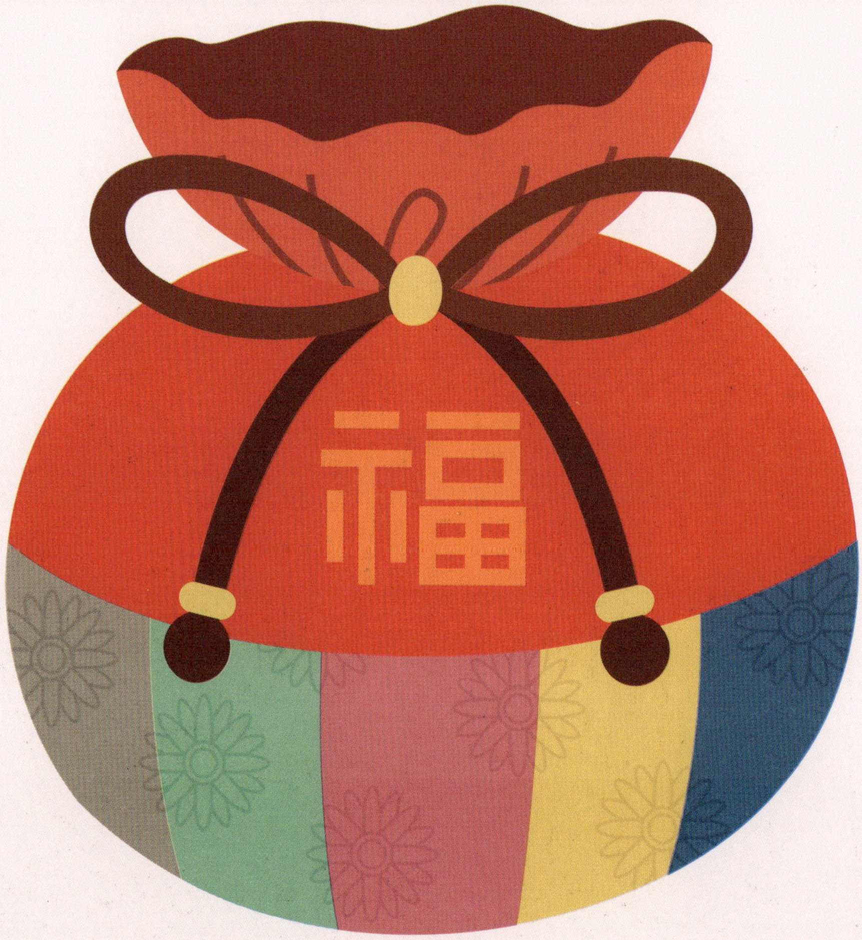

복주머니

福

널뛰기

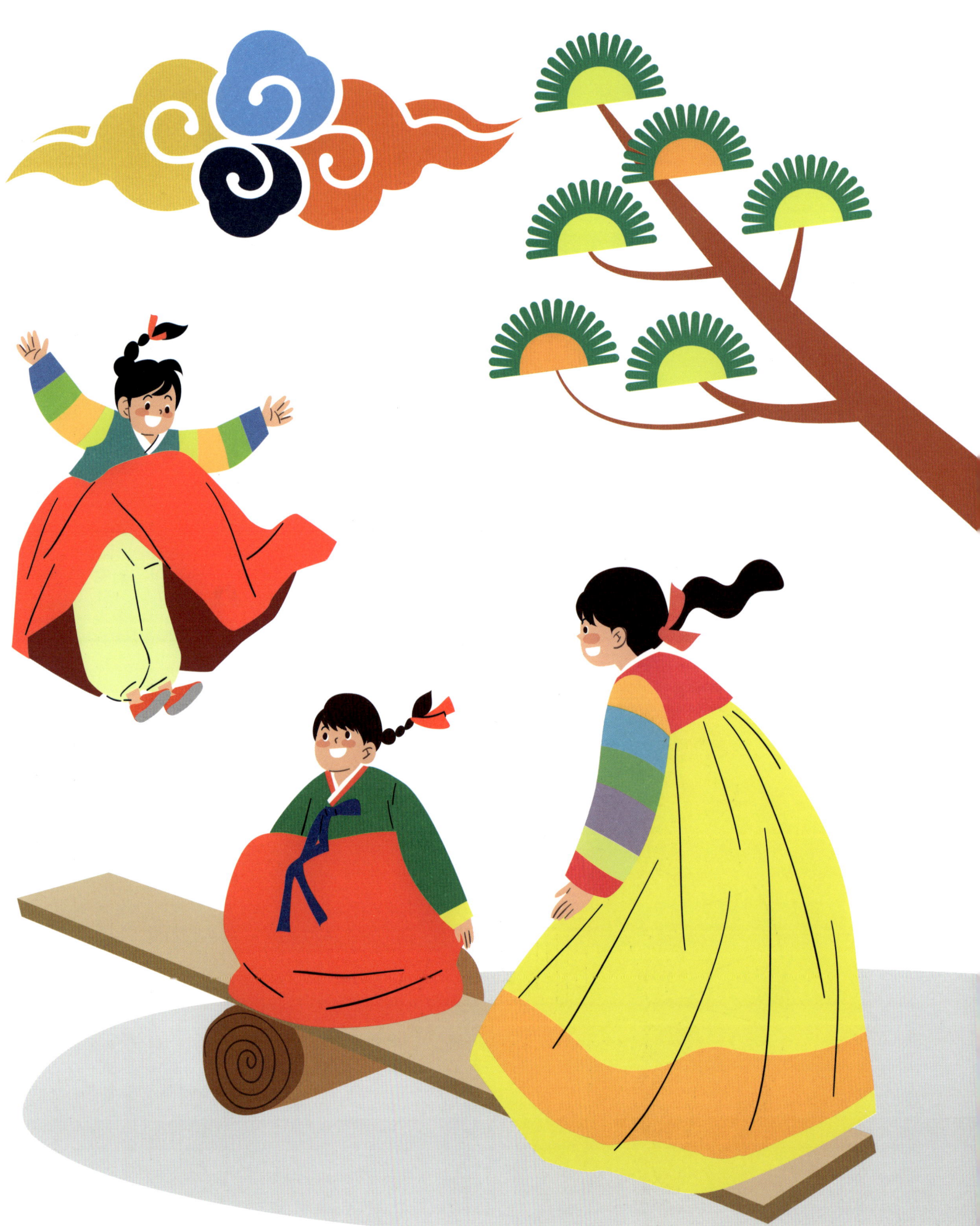

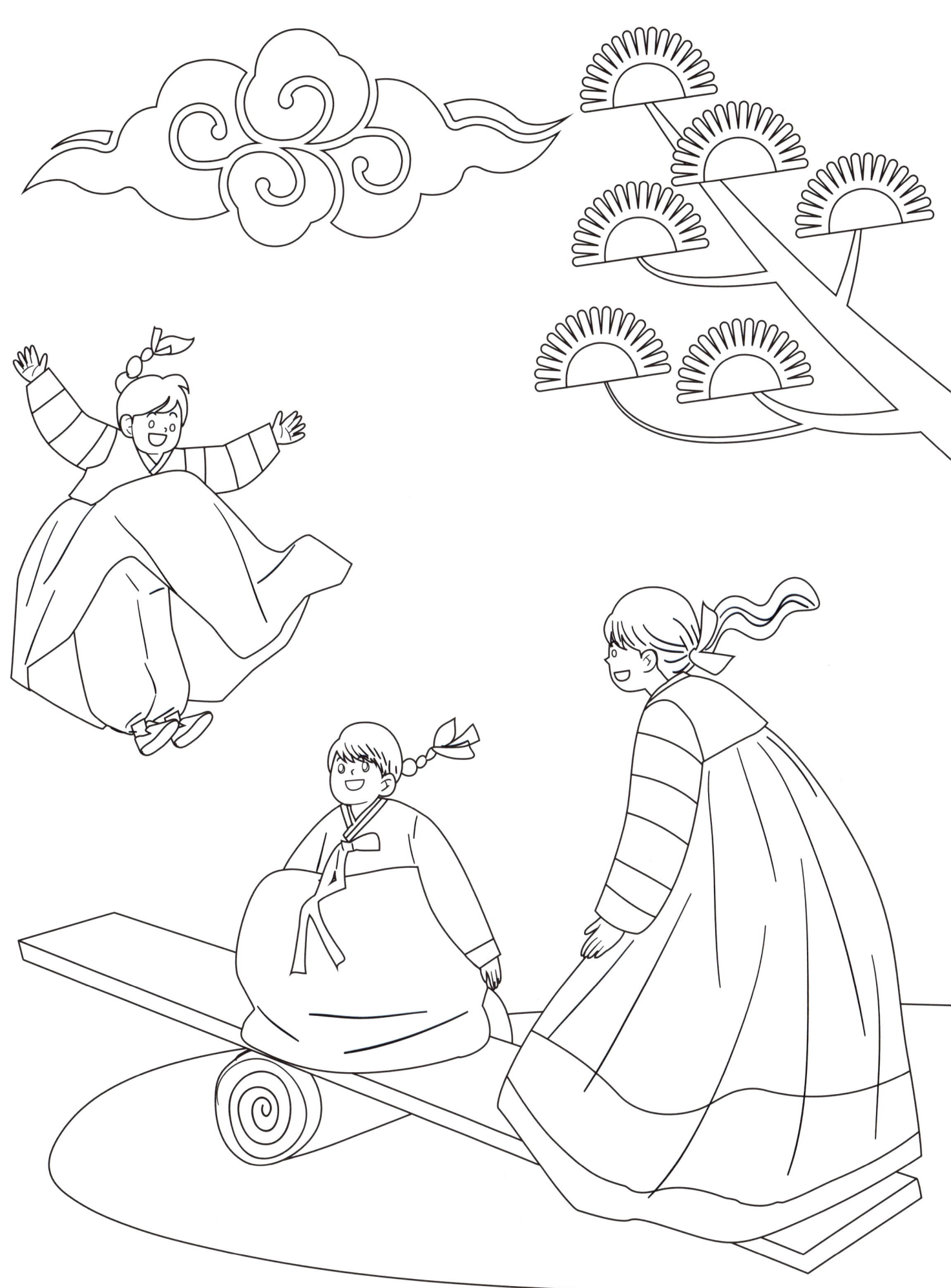

꽃버선

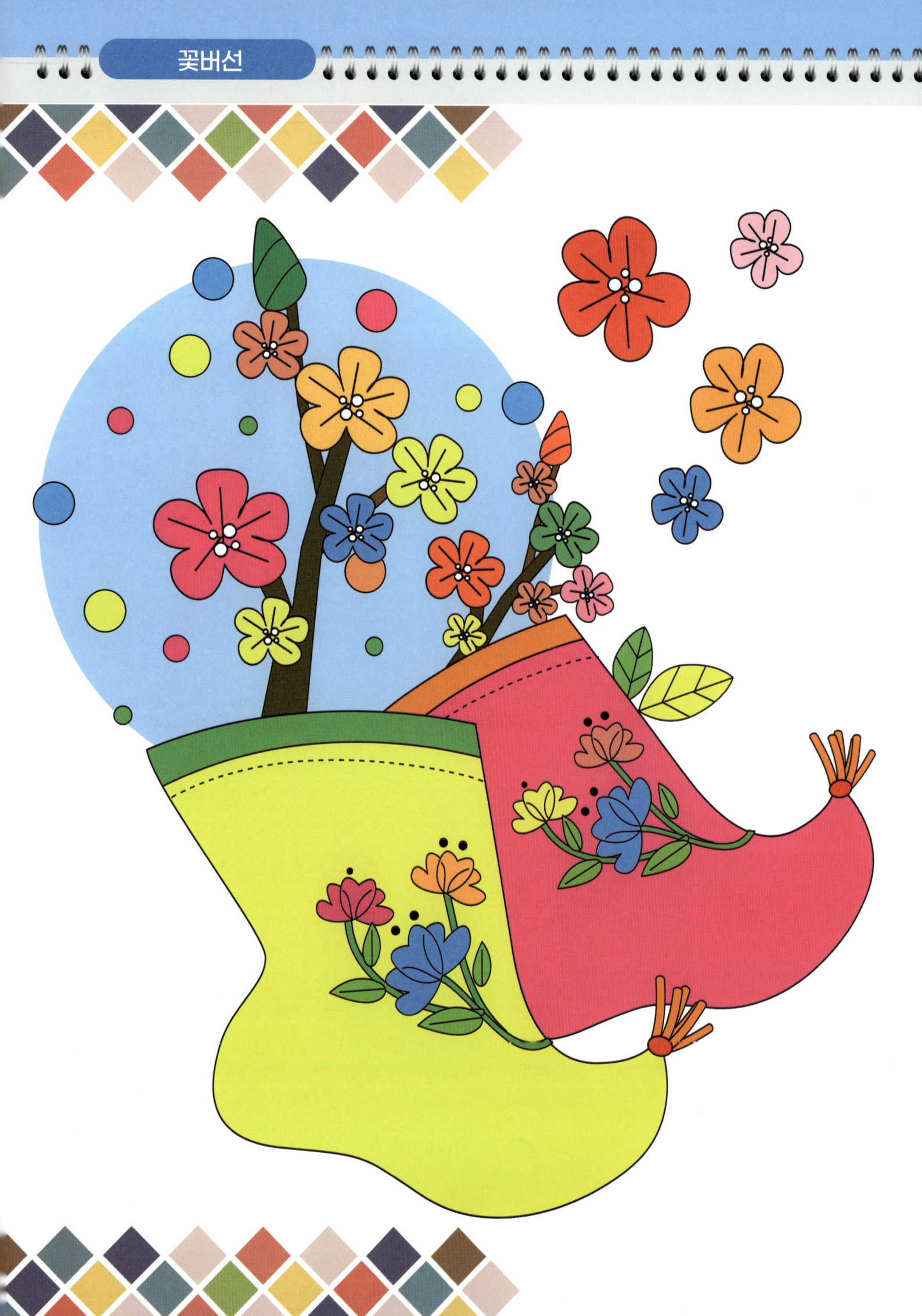

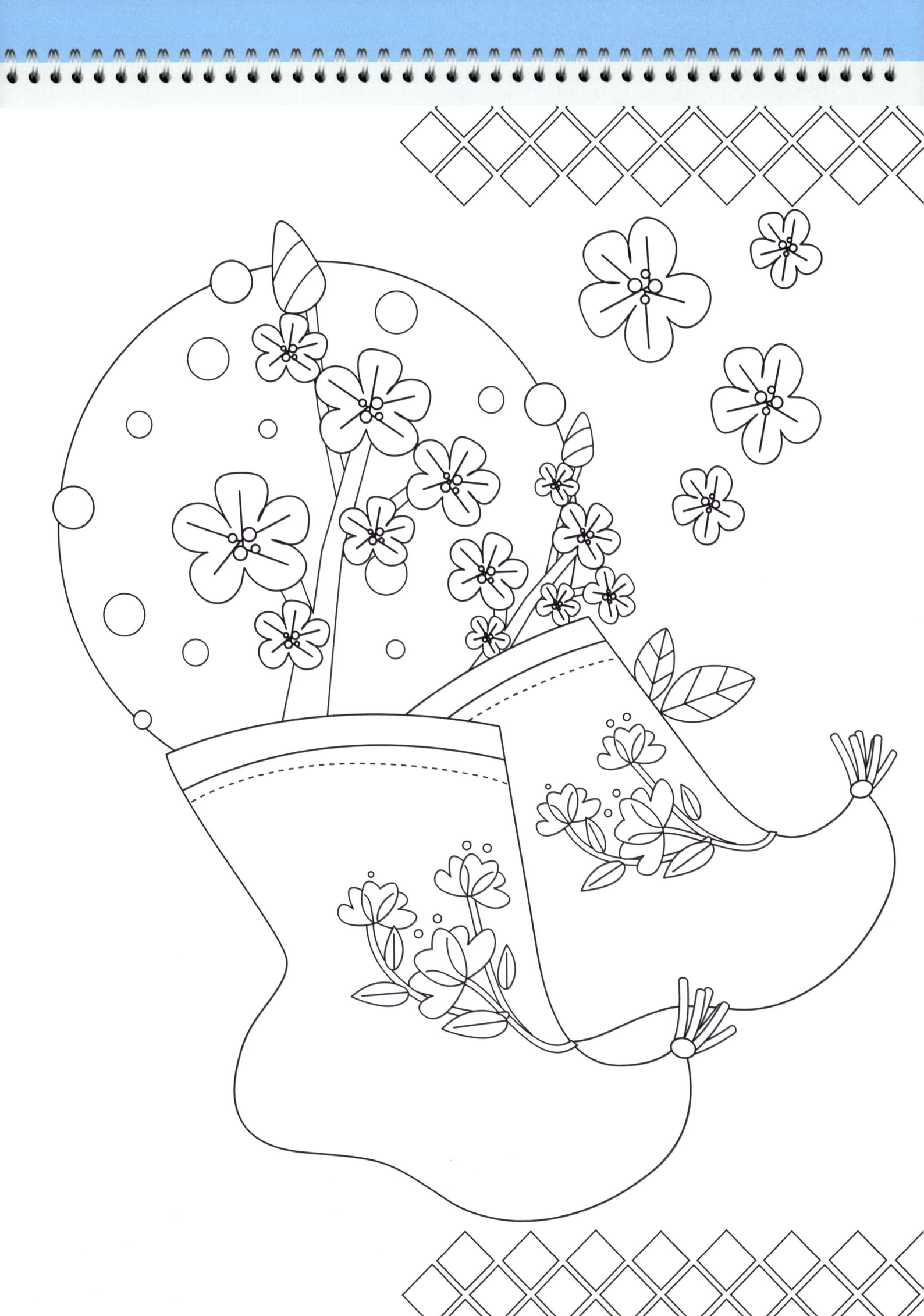

떡방아
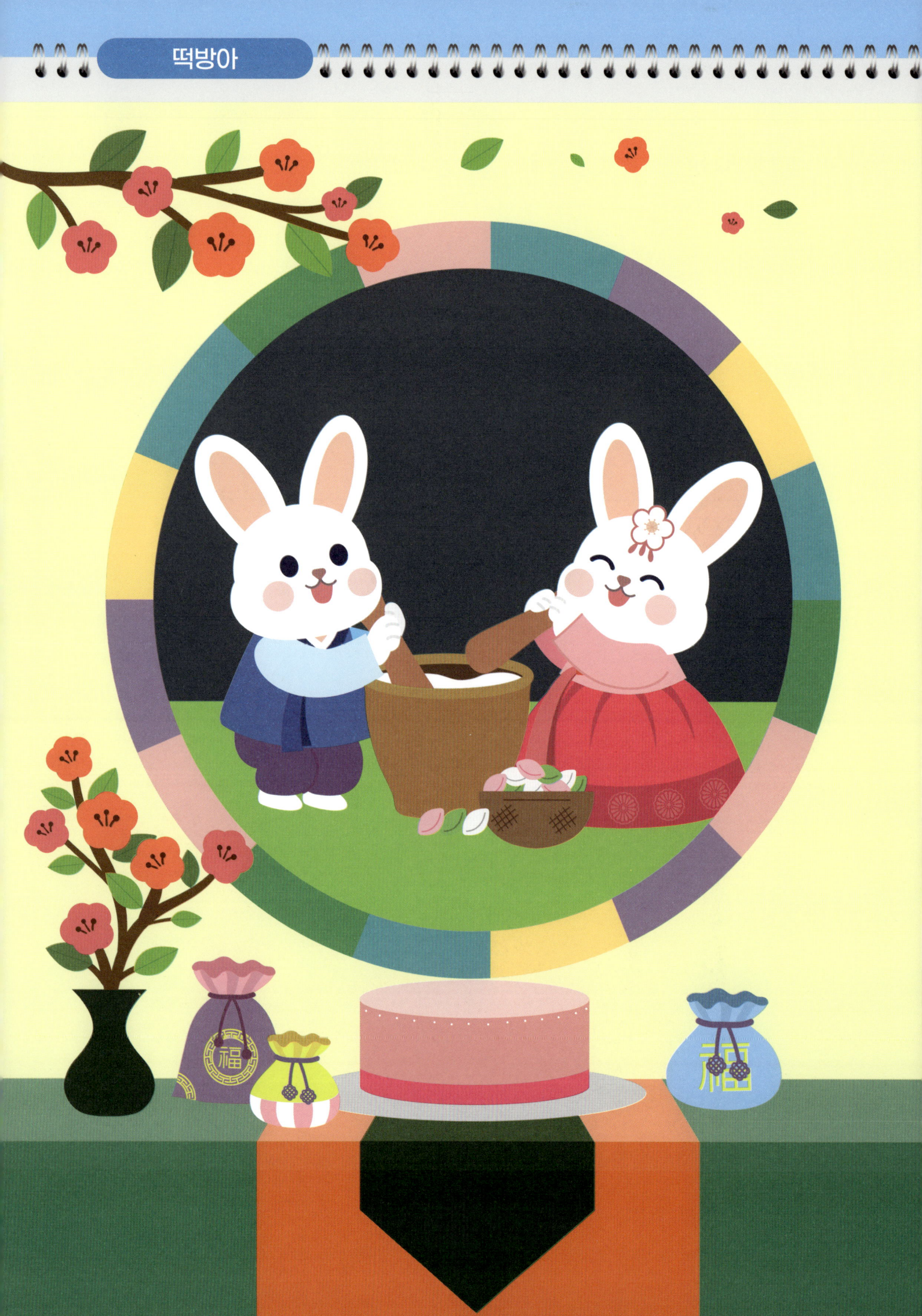

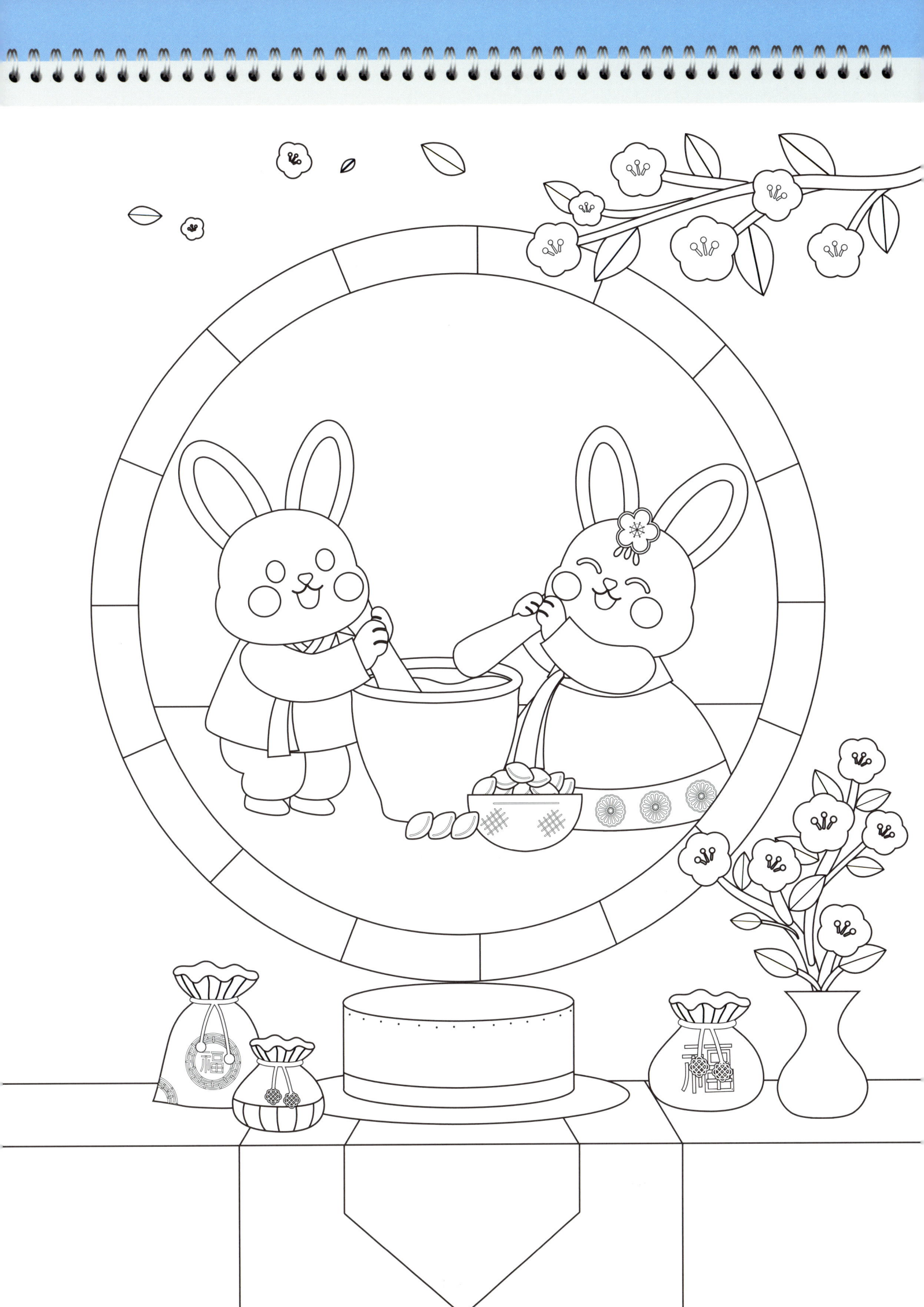

연날리기

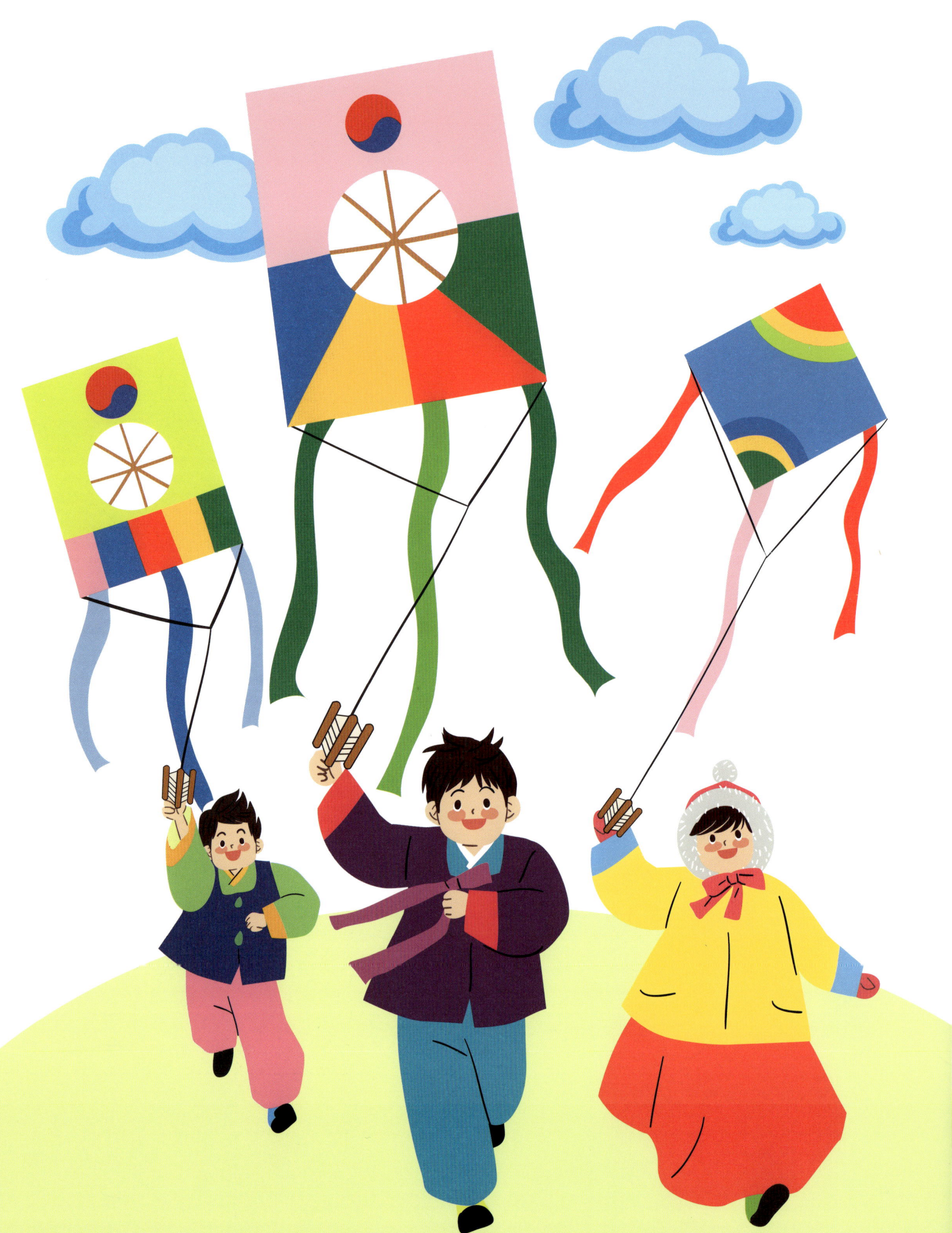

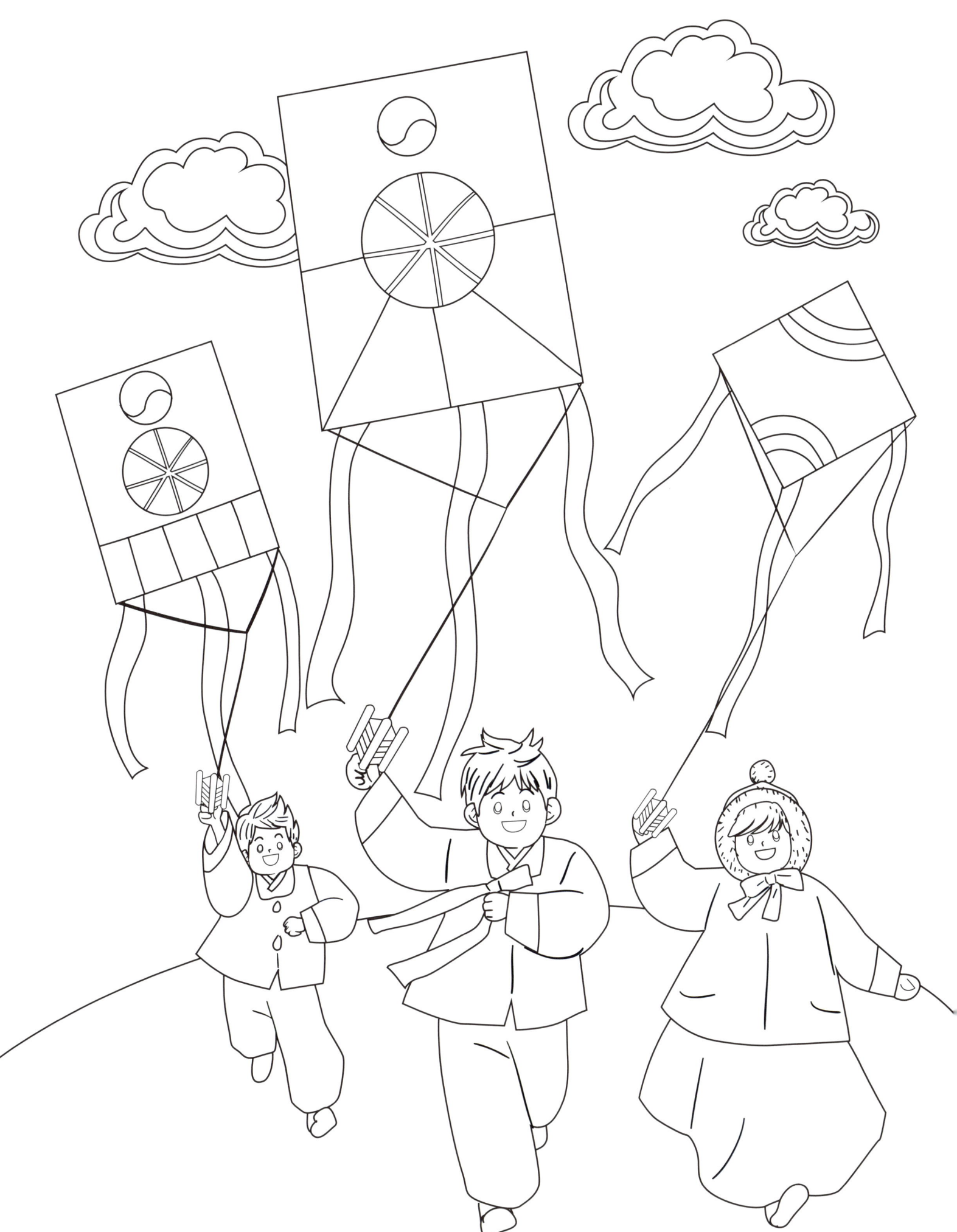

전통 악기

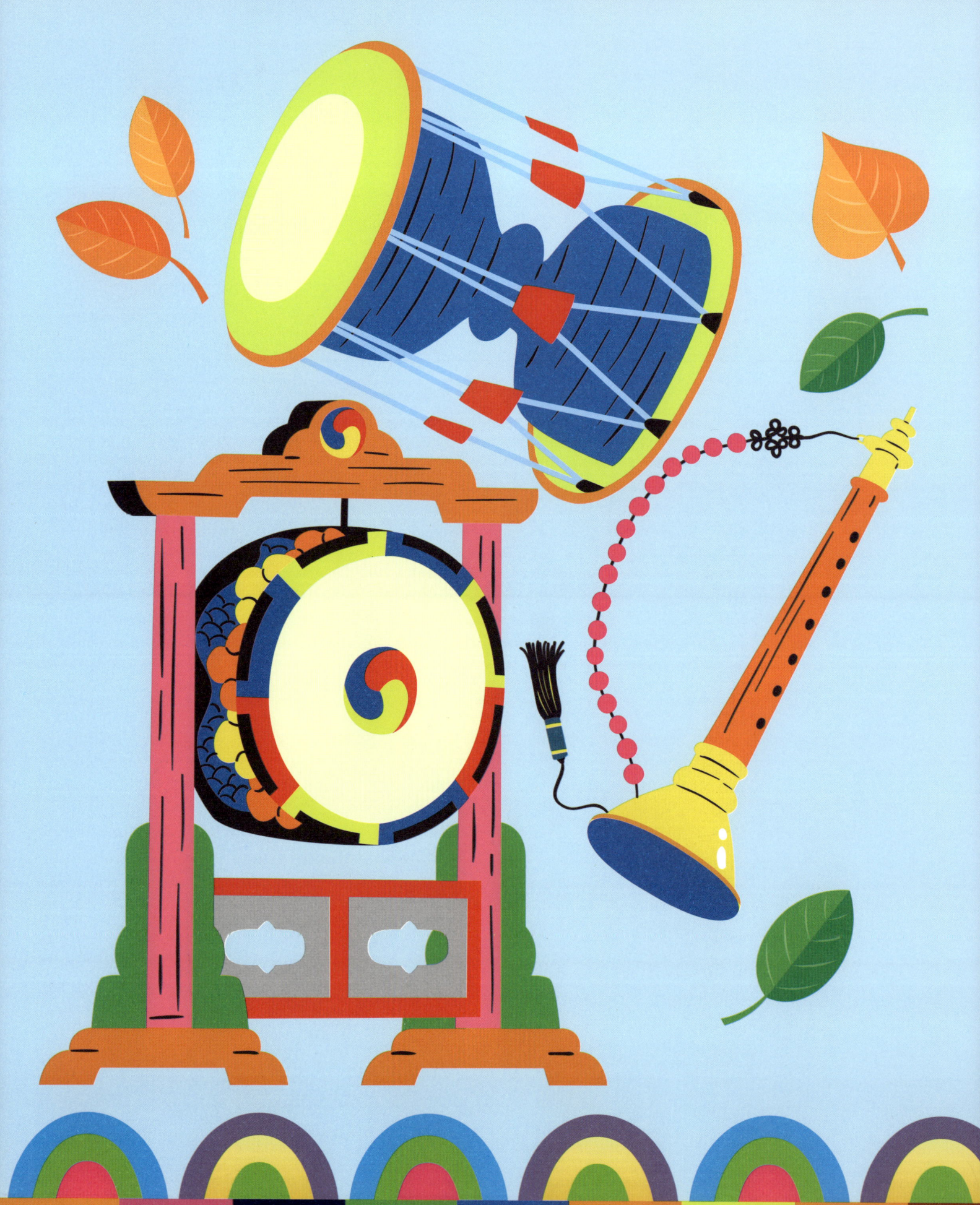

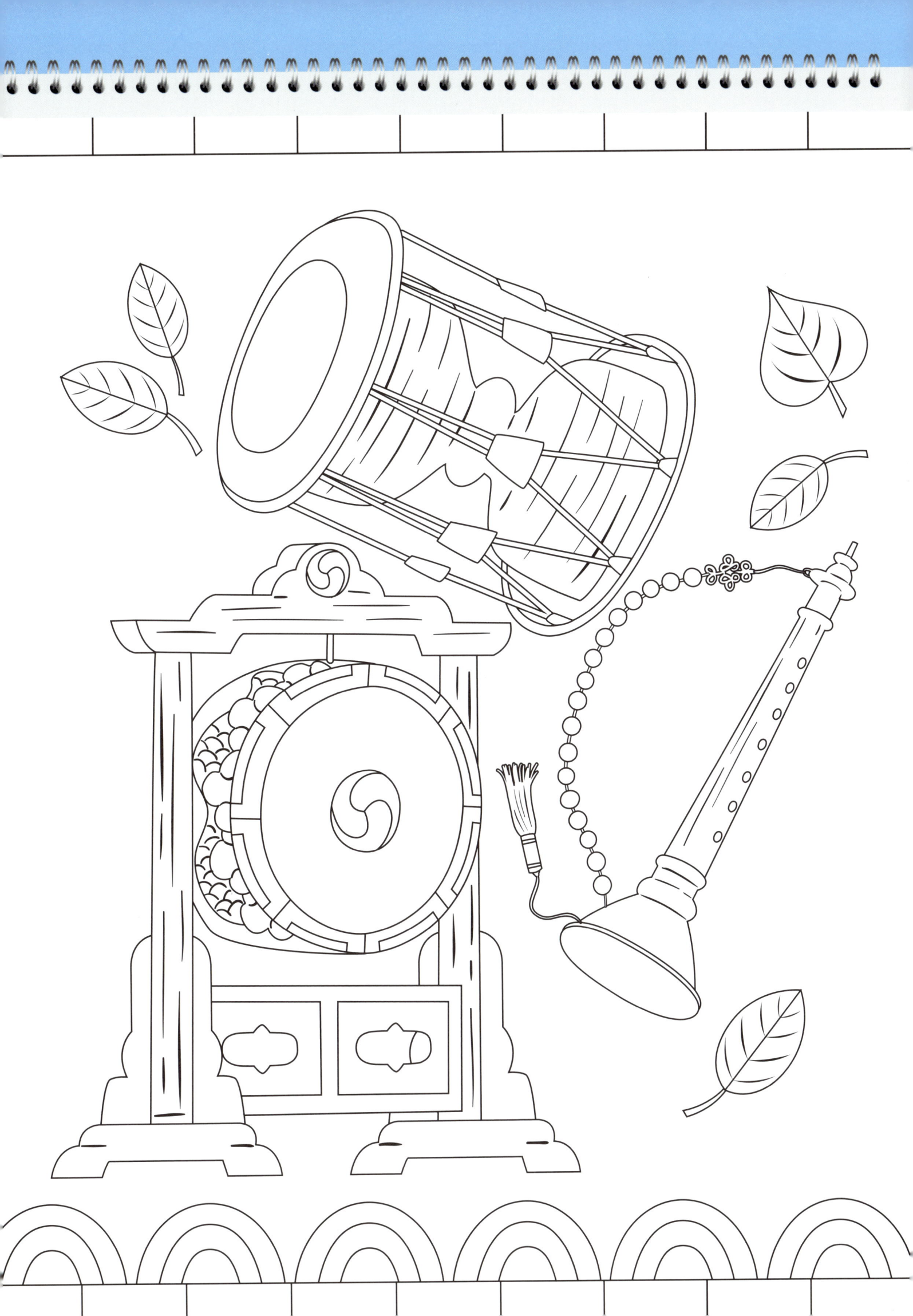

추석 명절 음식

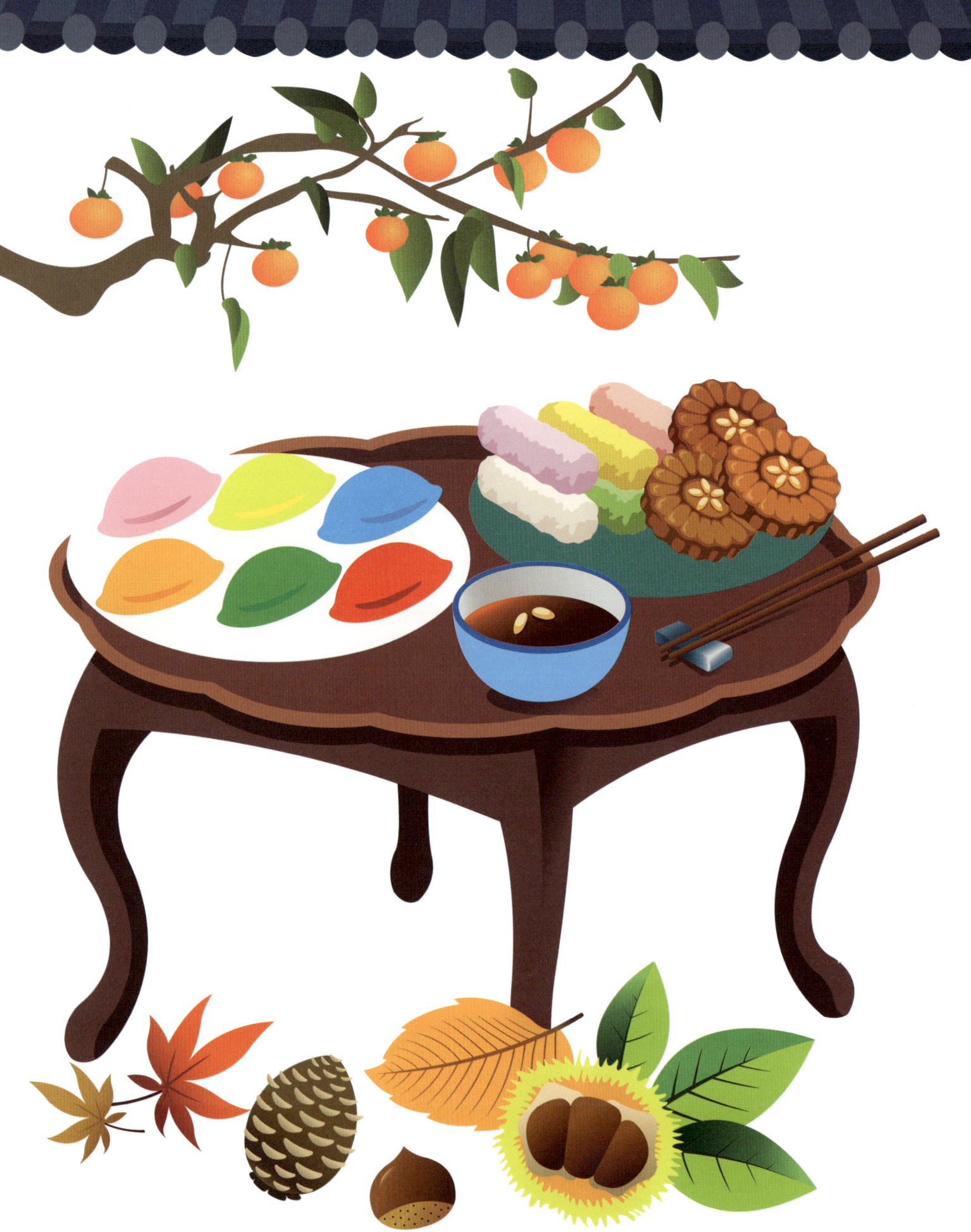

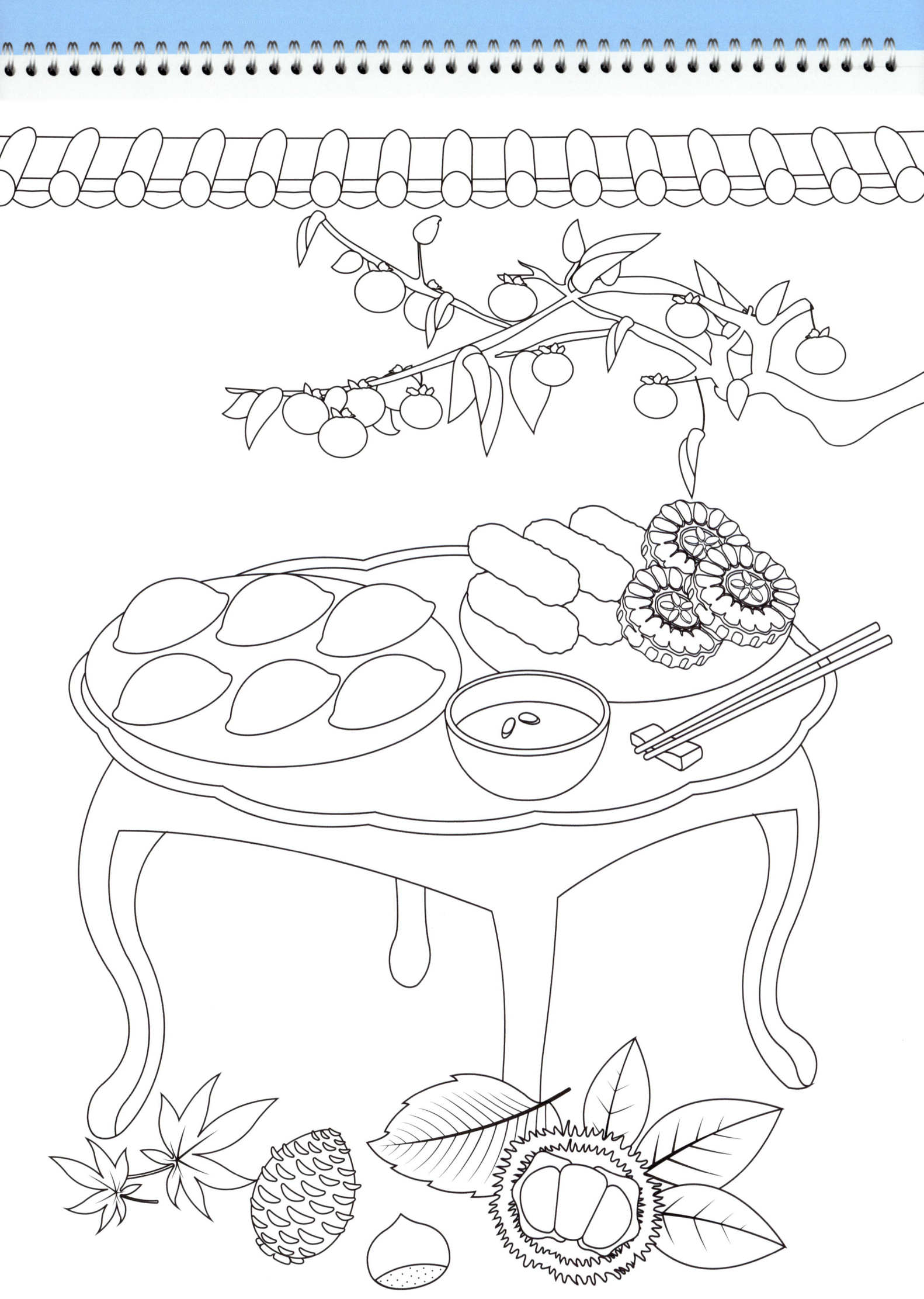

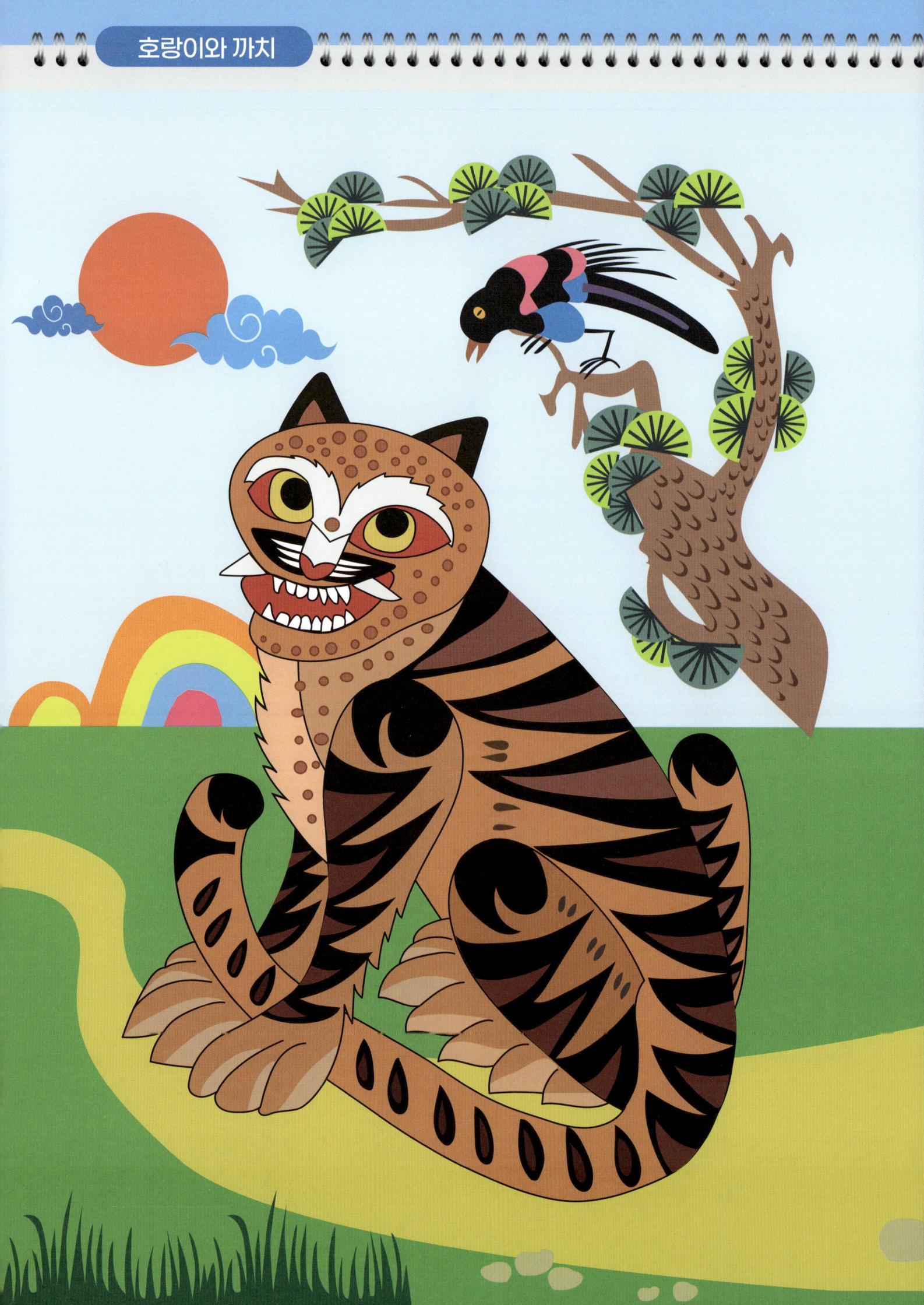

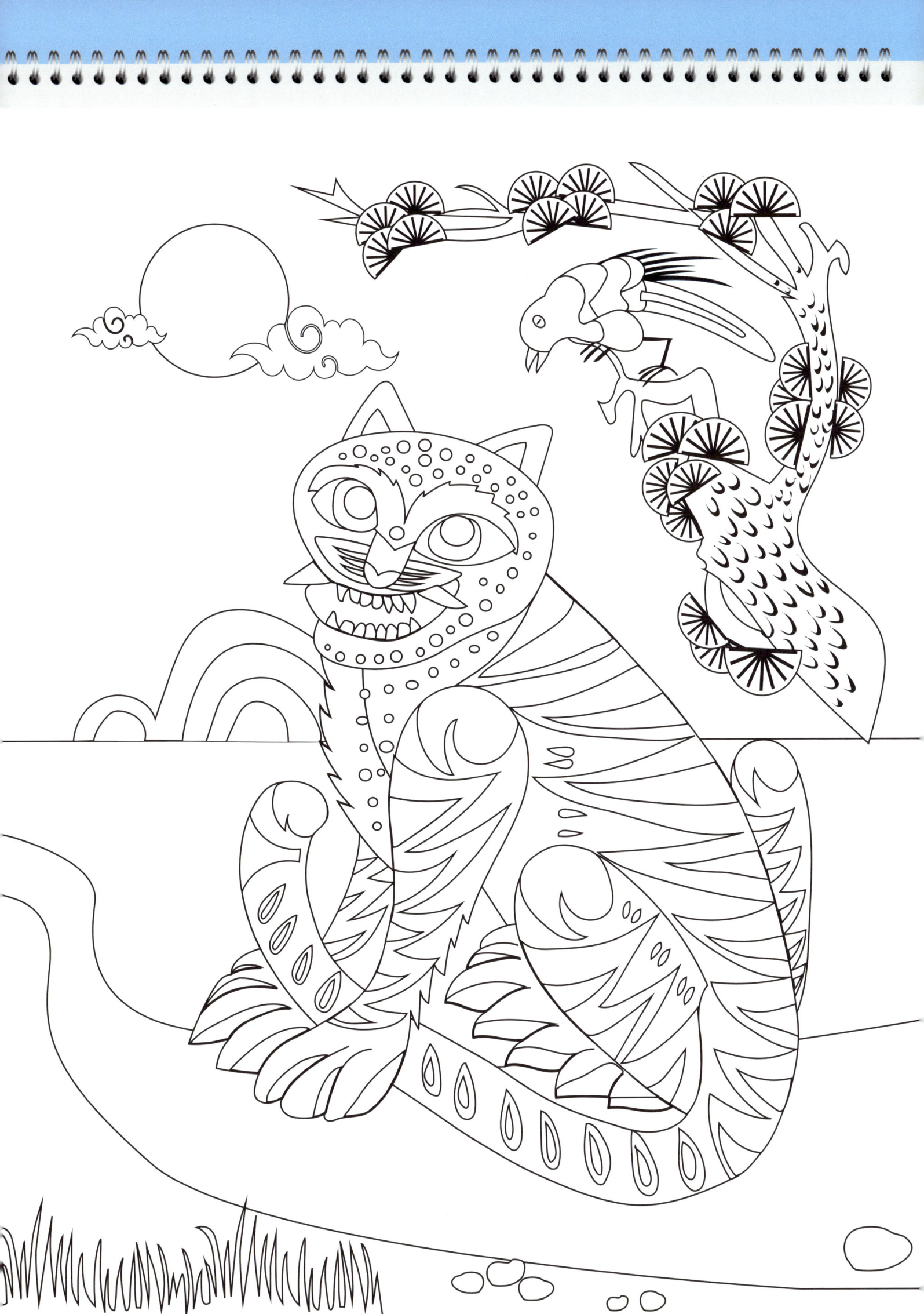

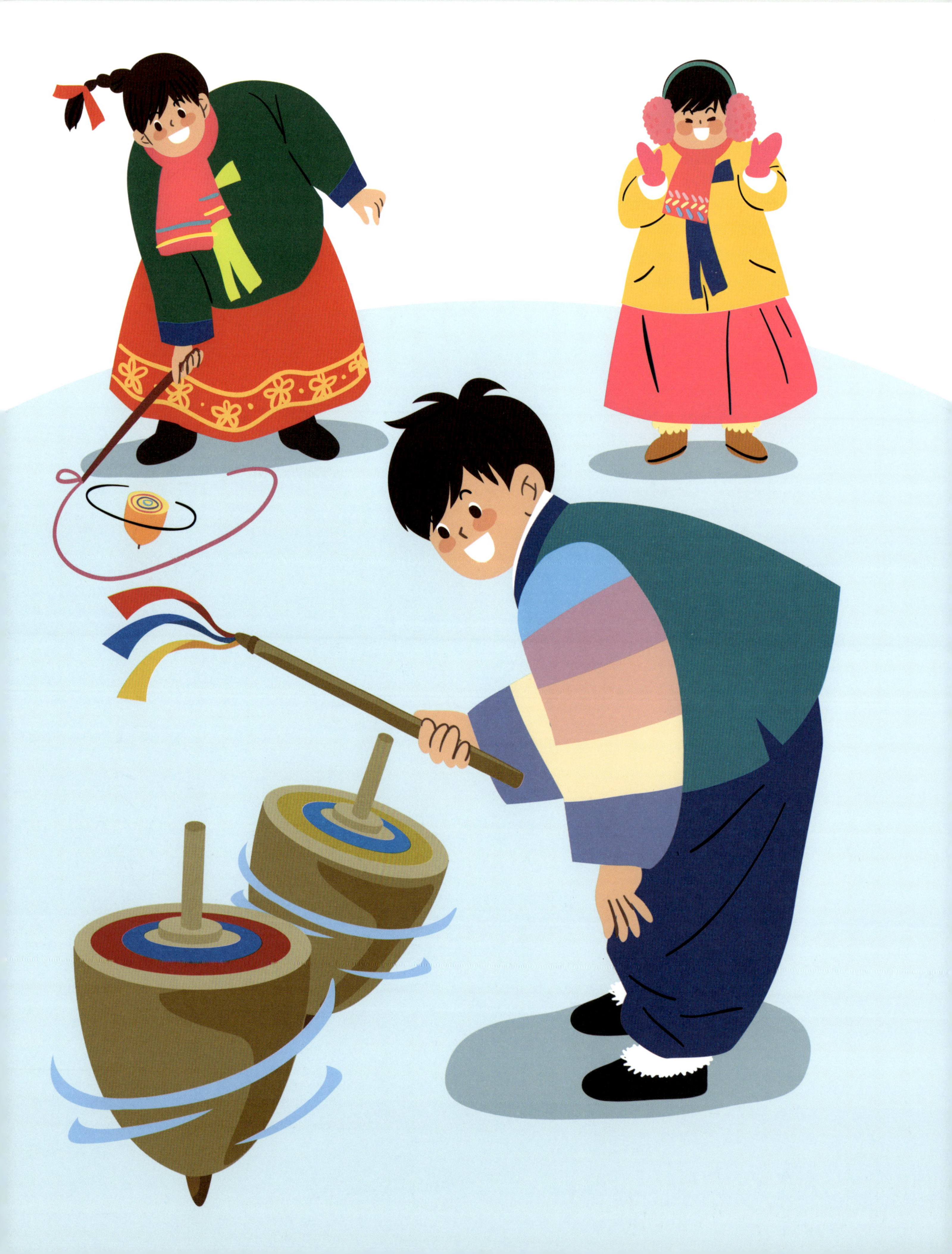

팽이치기

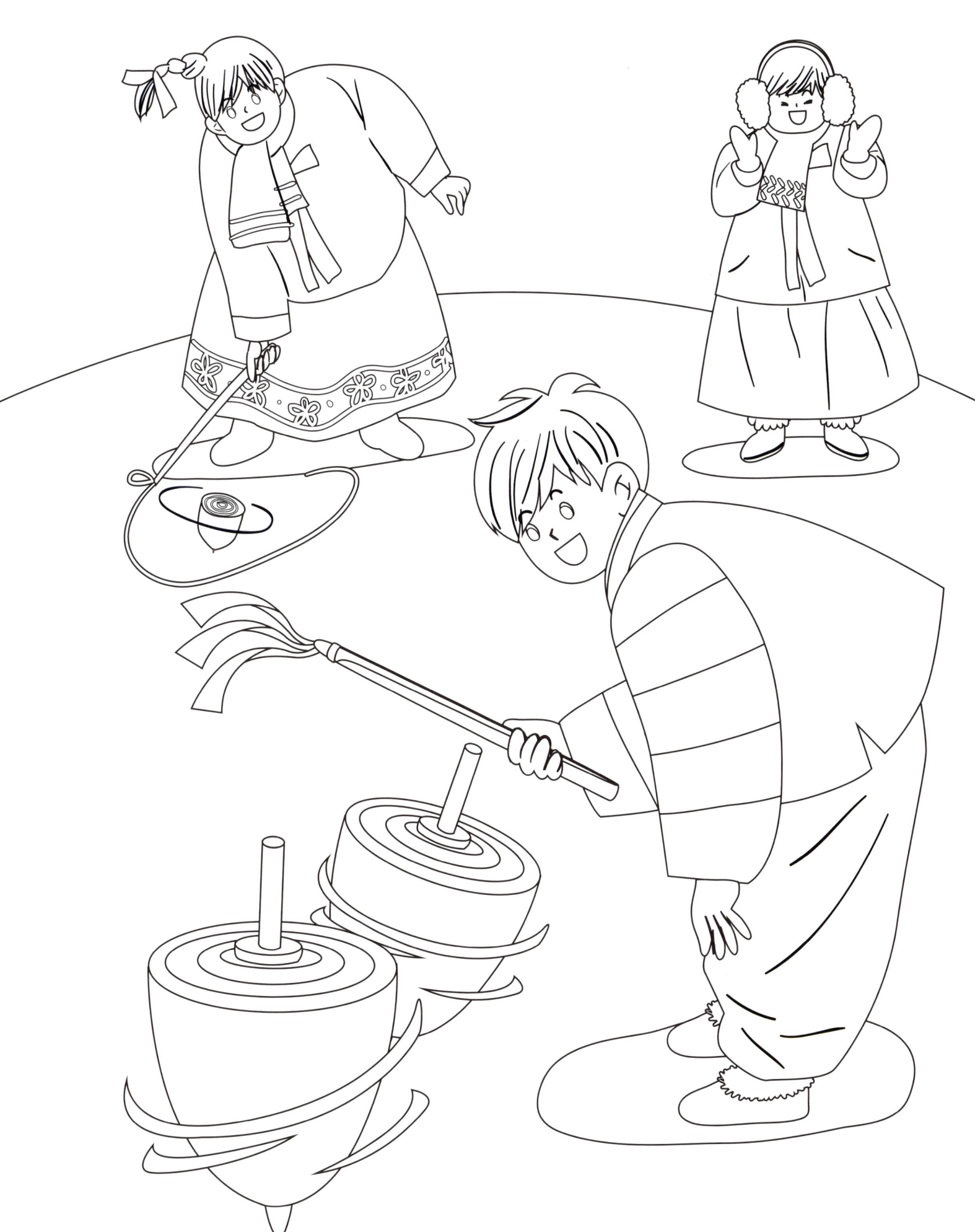

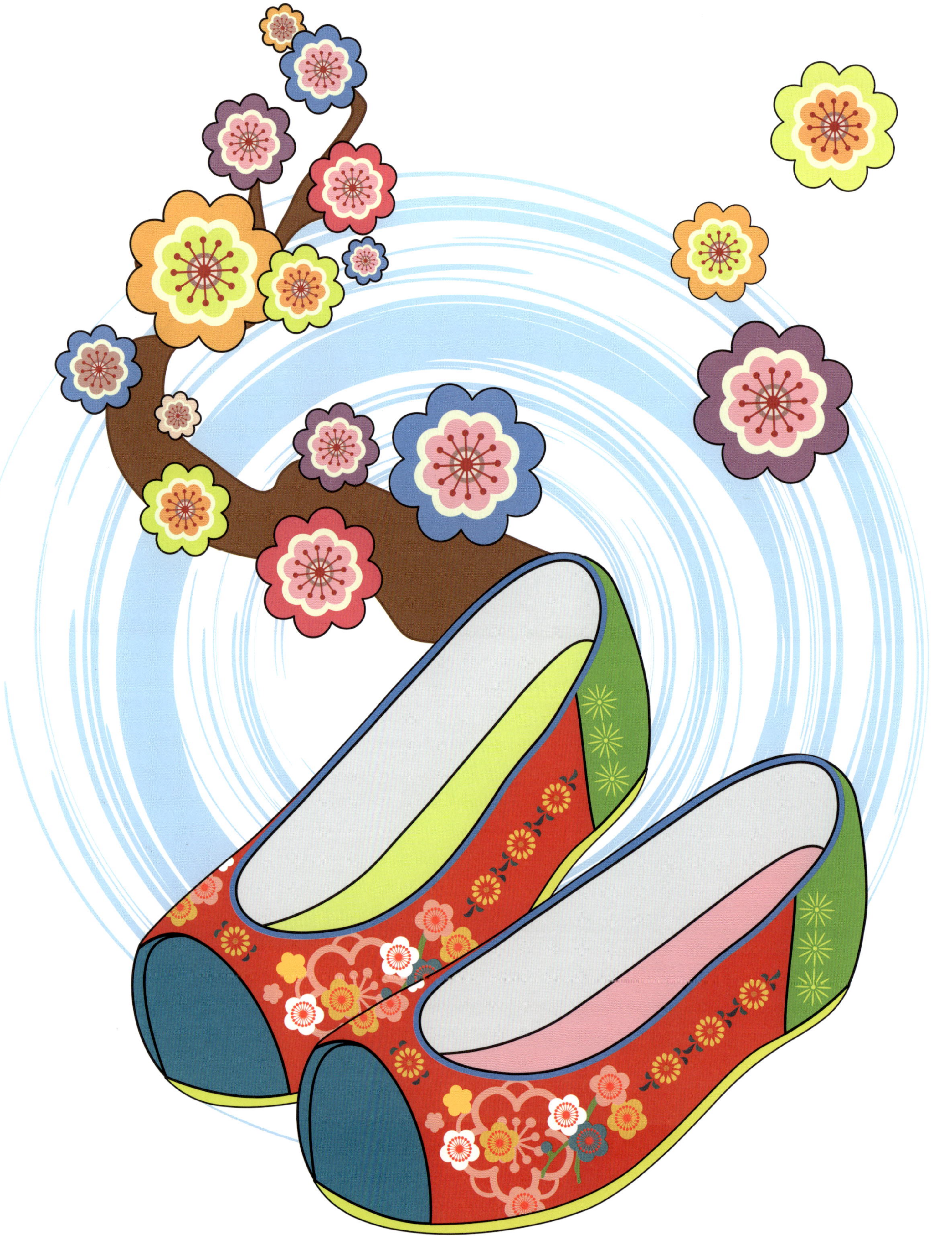

꽃신

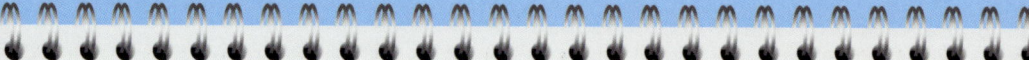

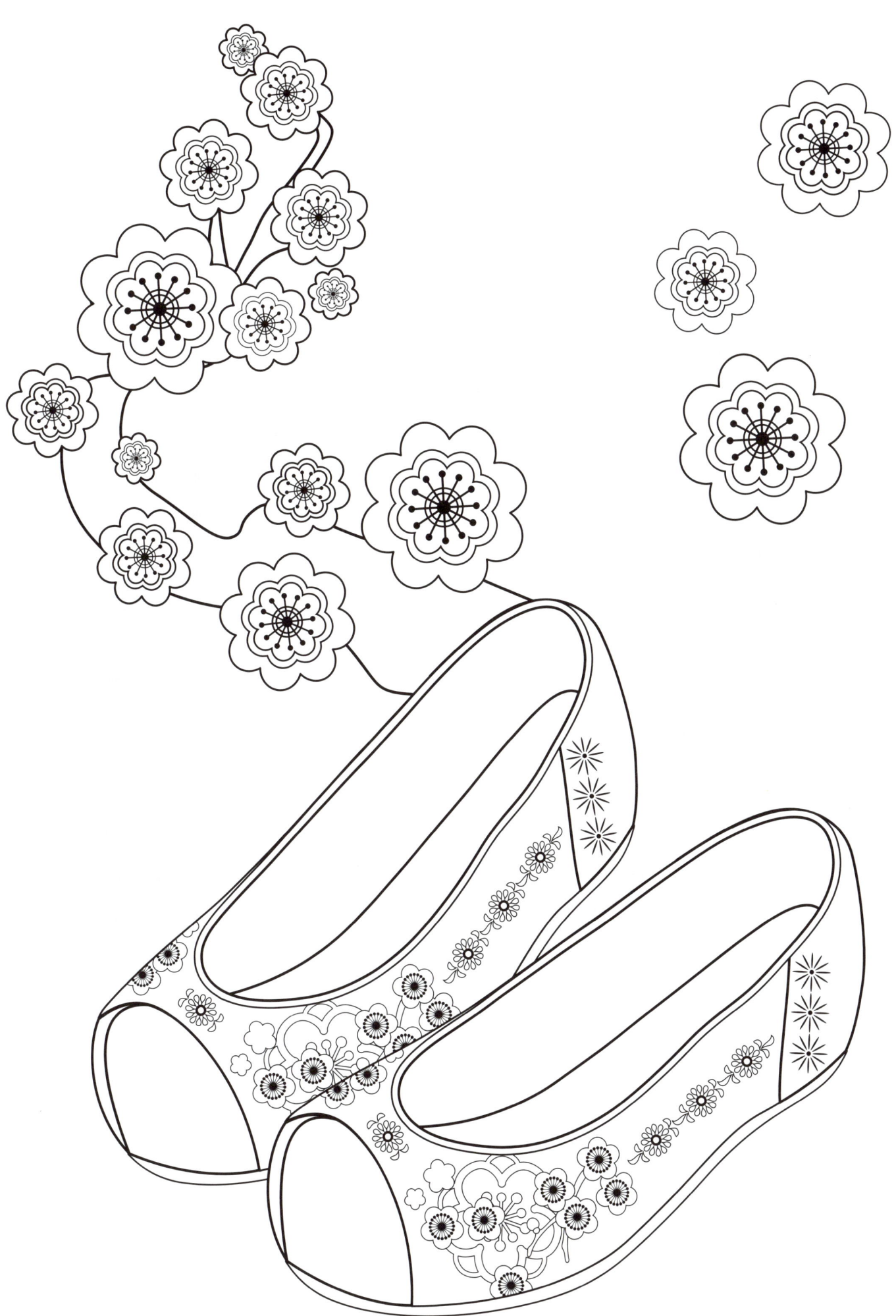

연꽃

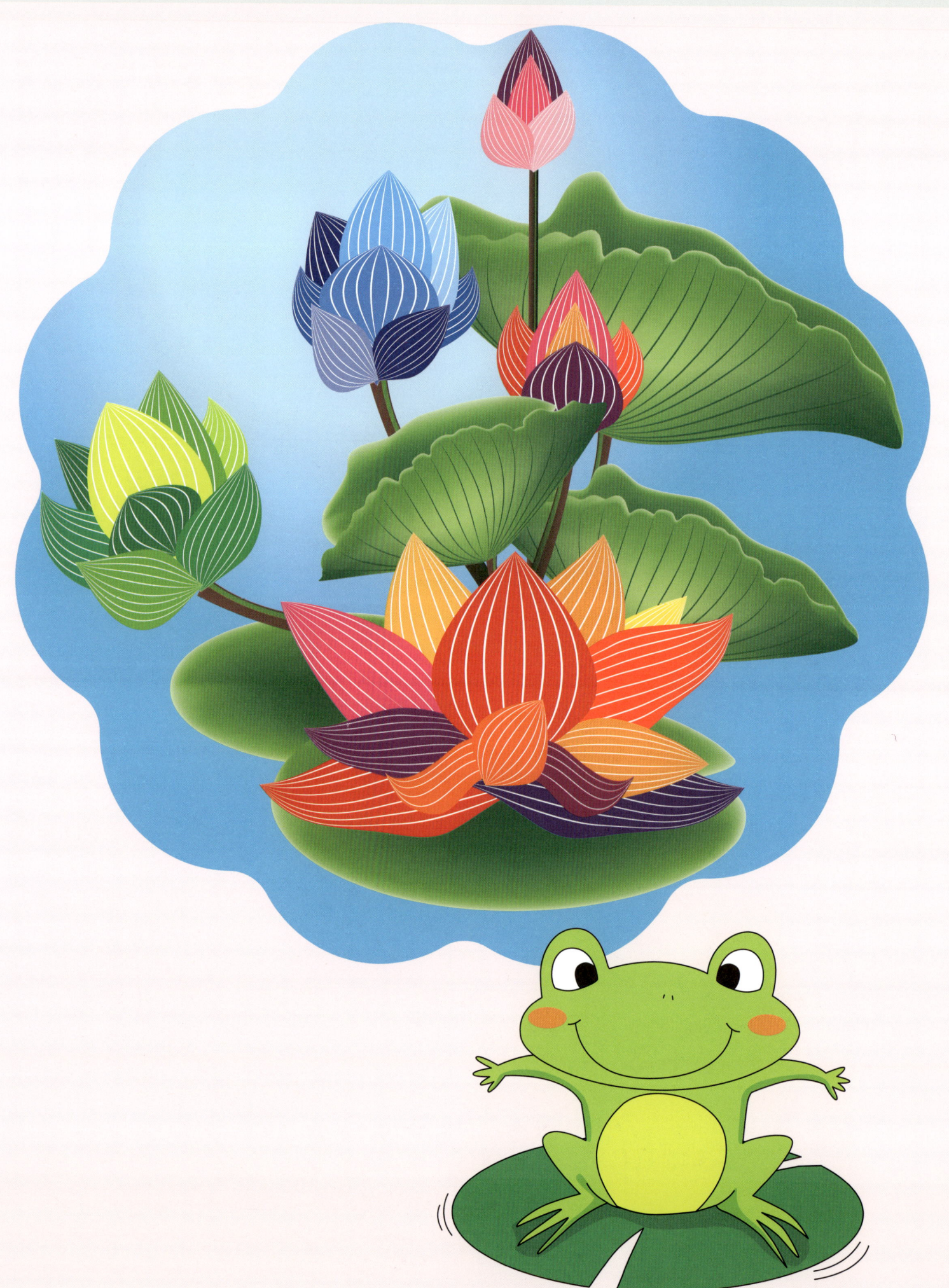

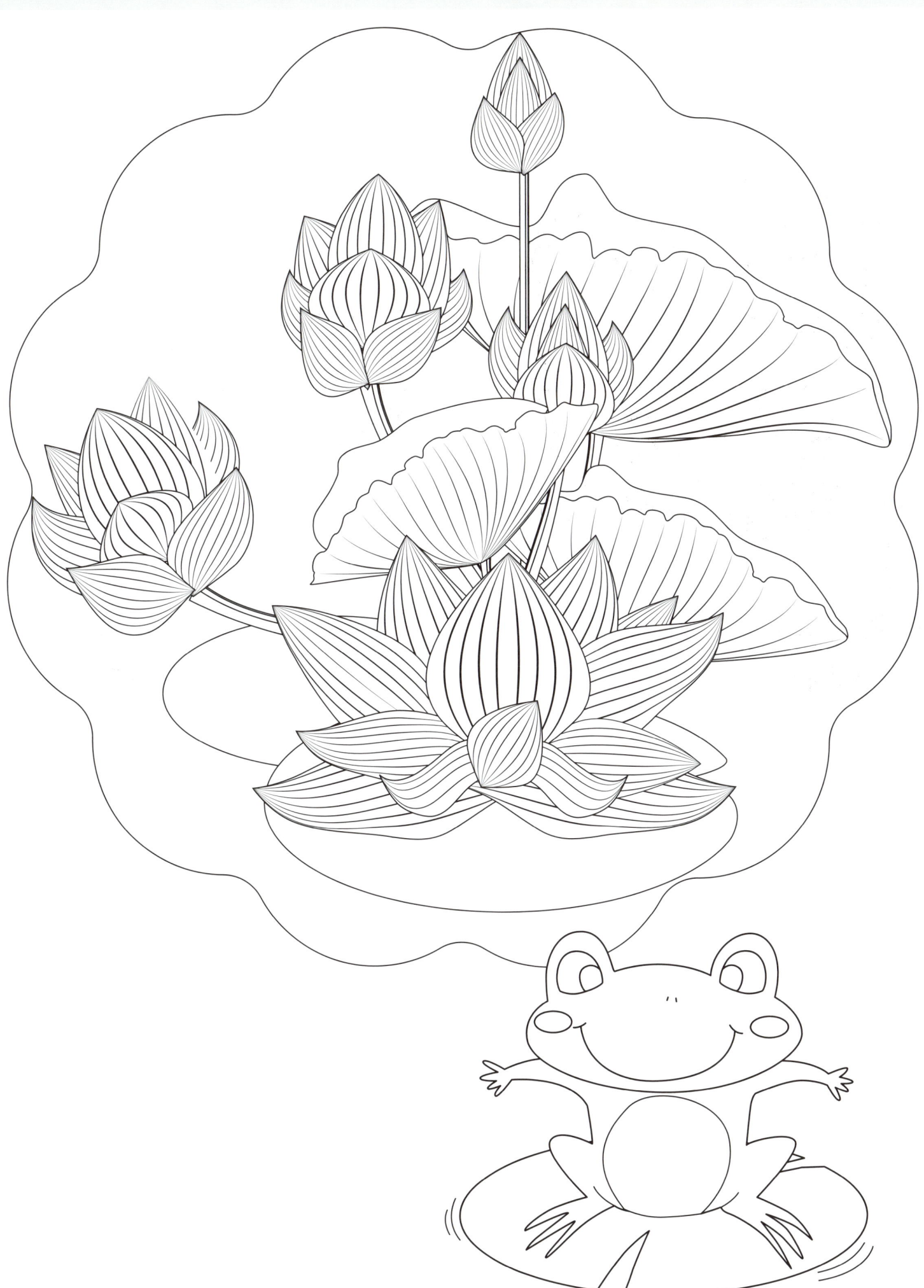

탈춤

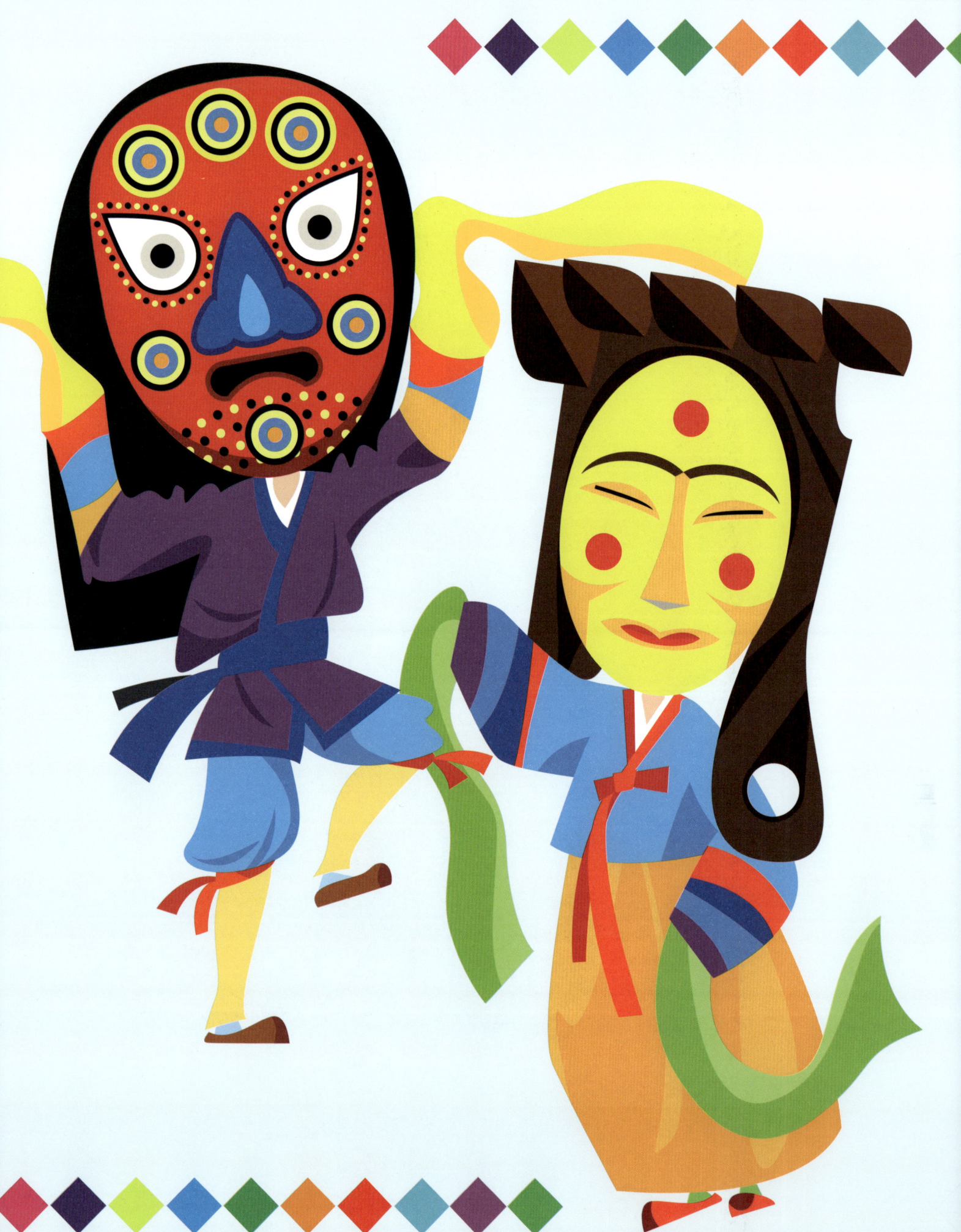

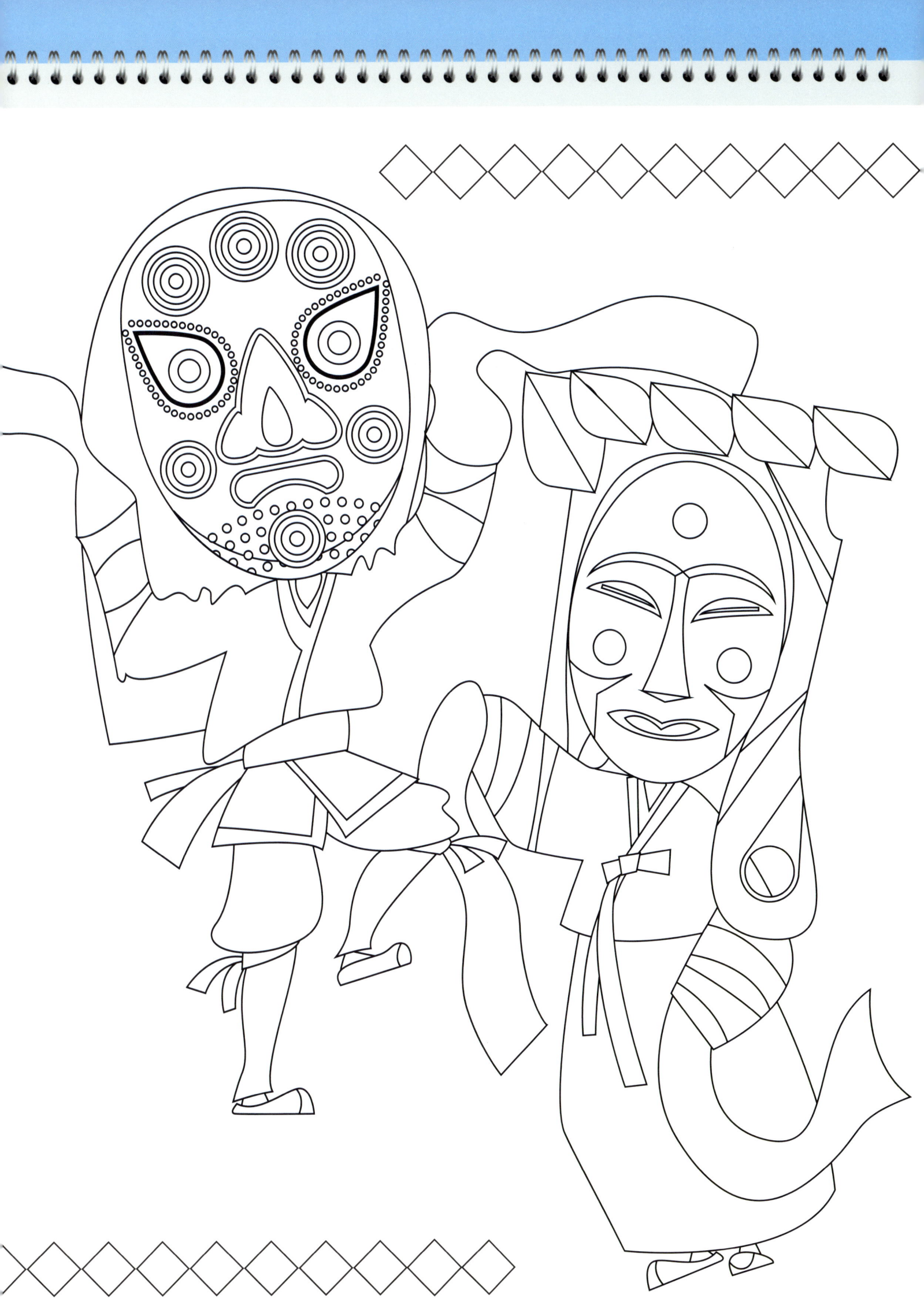

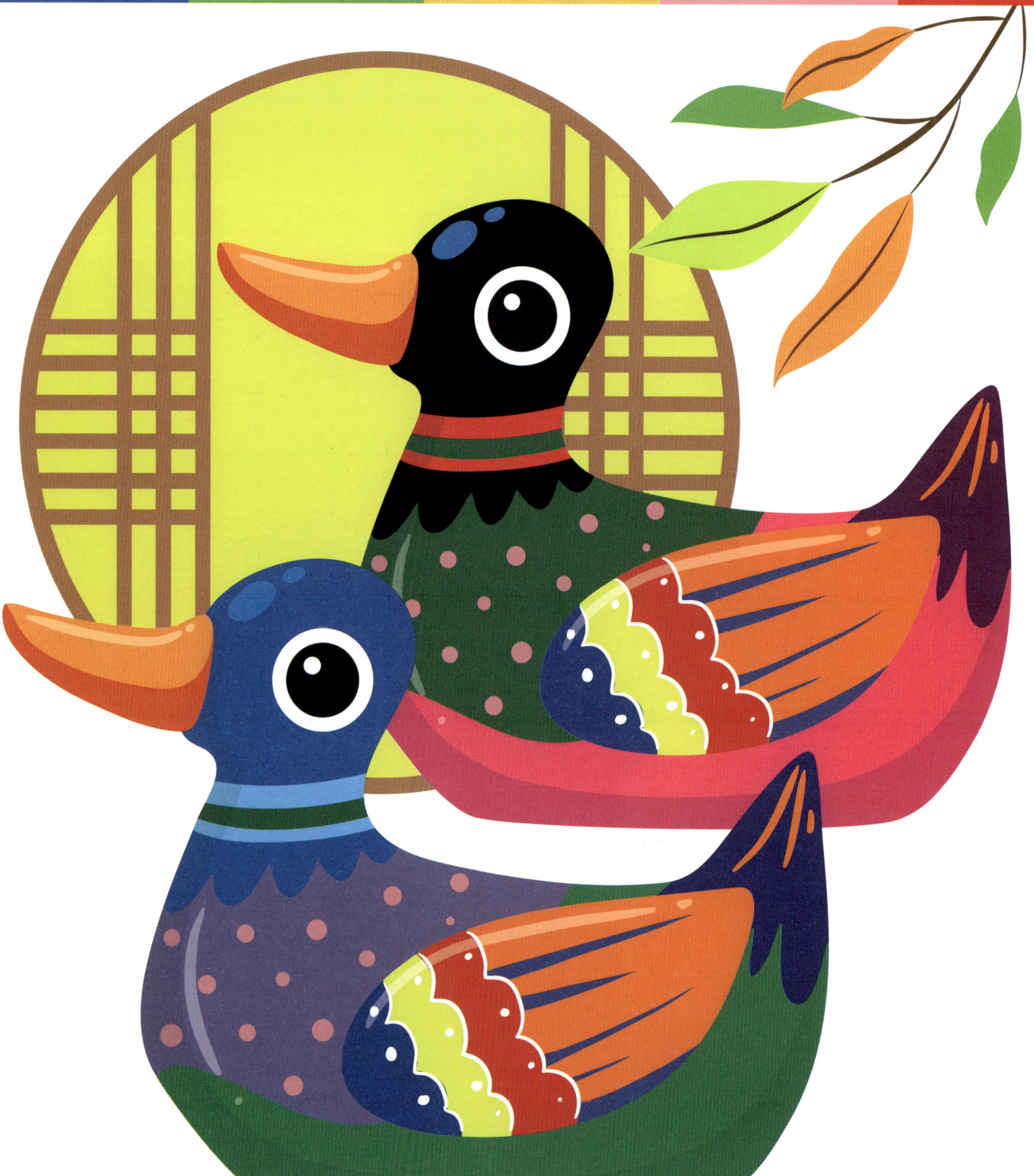

원앙

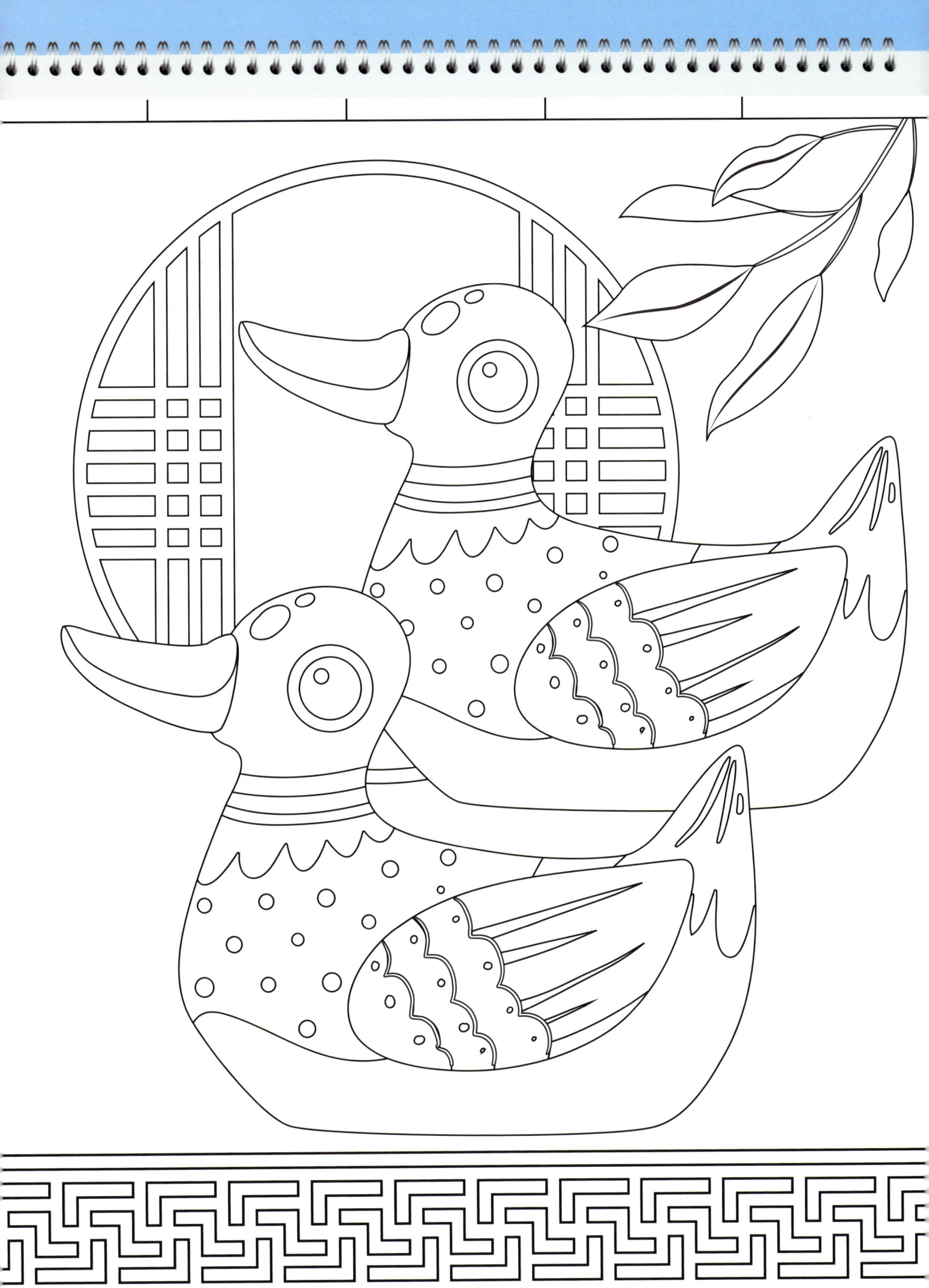

돌잔치

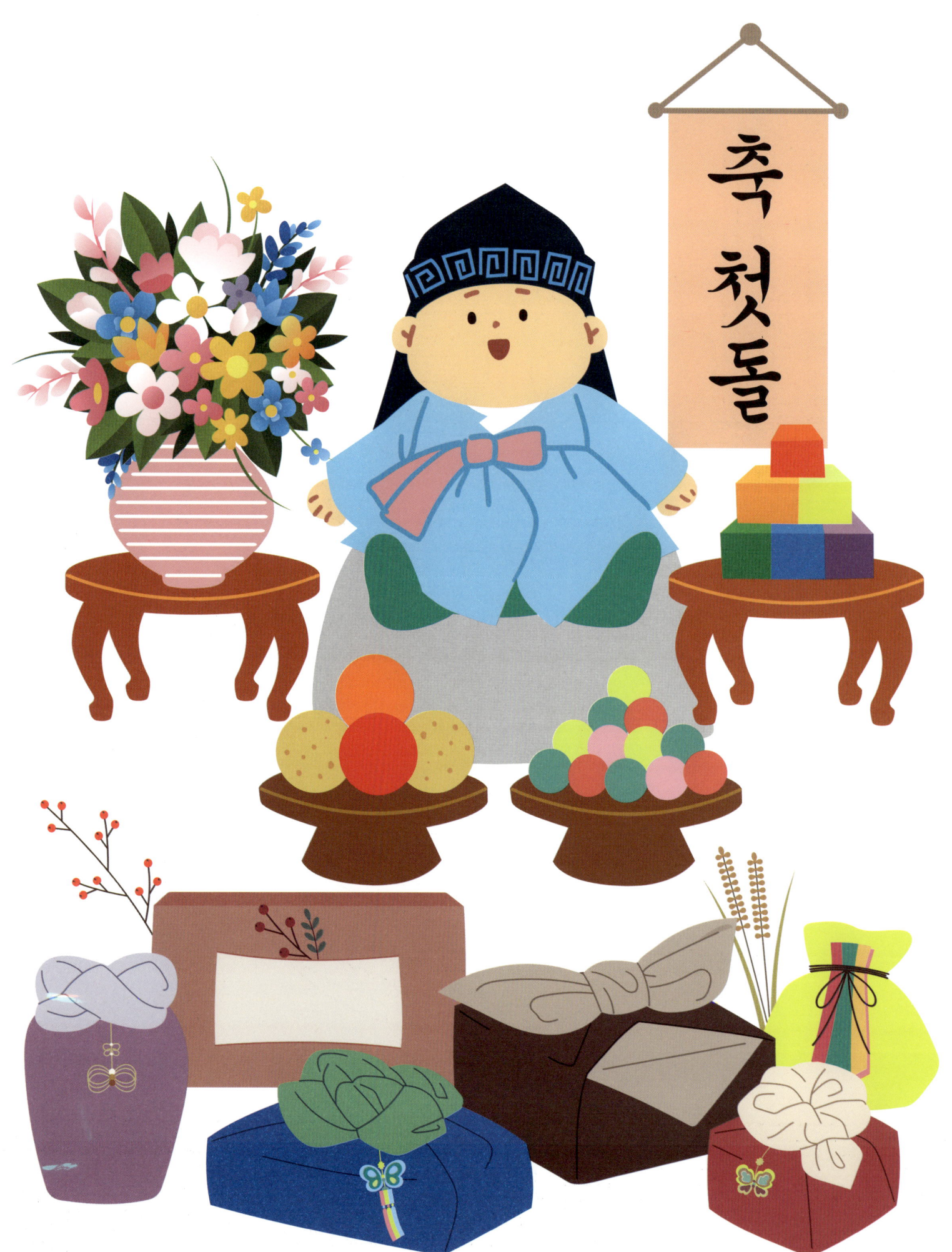

일월오봉도

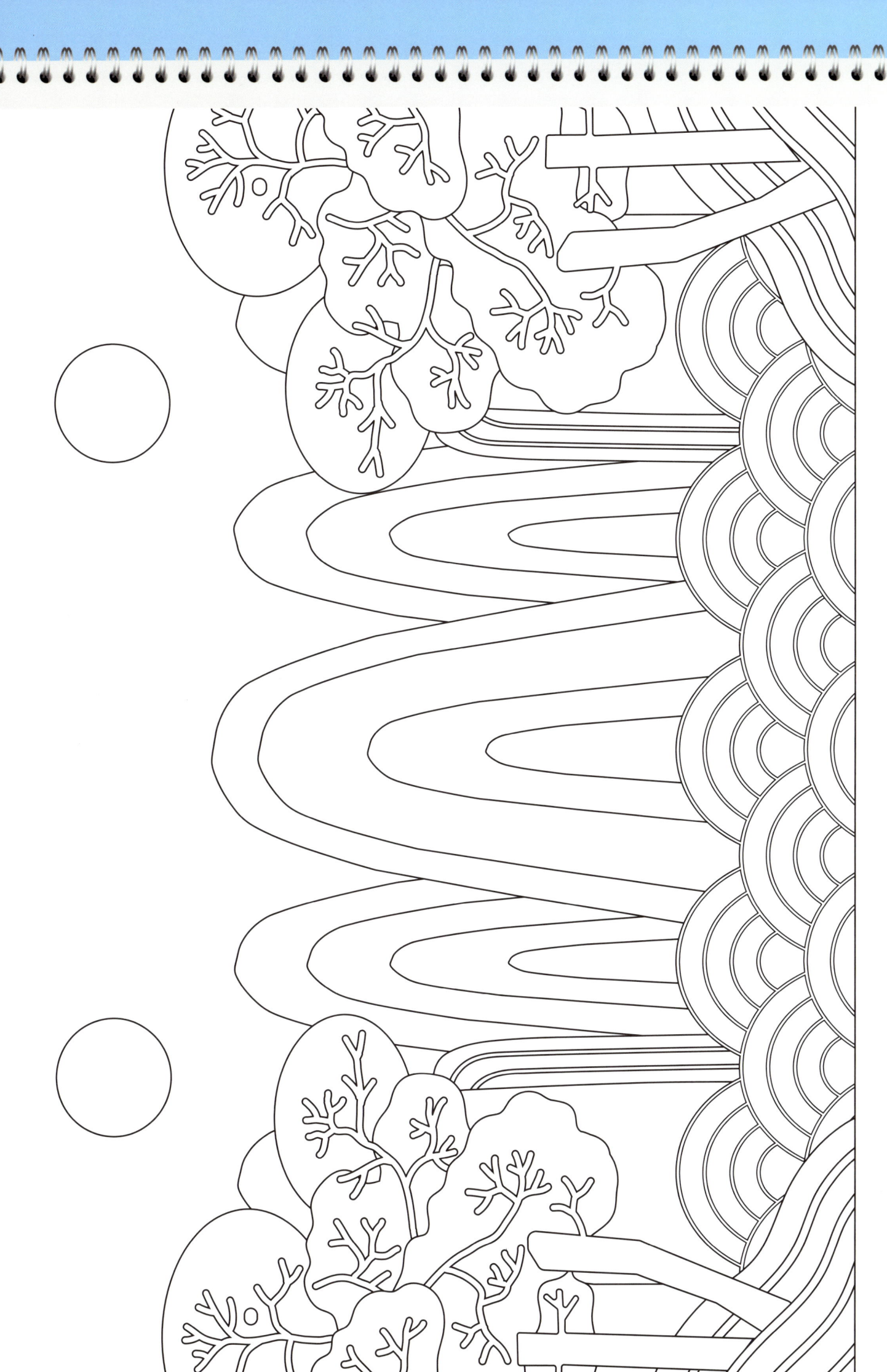

노리개

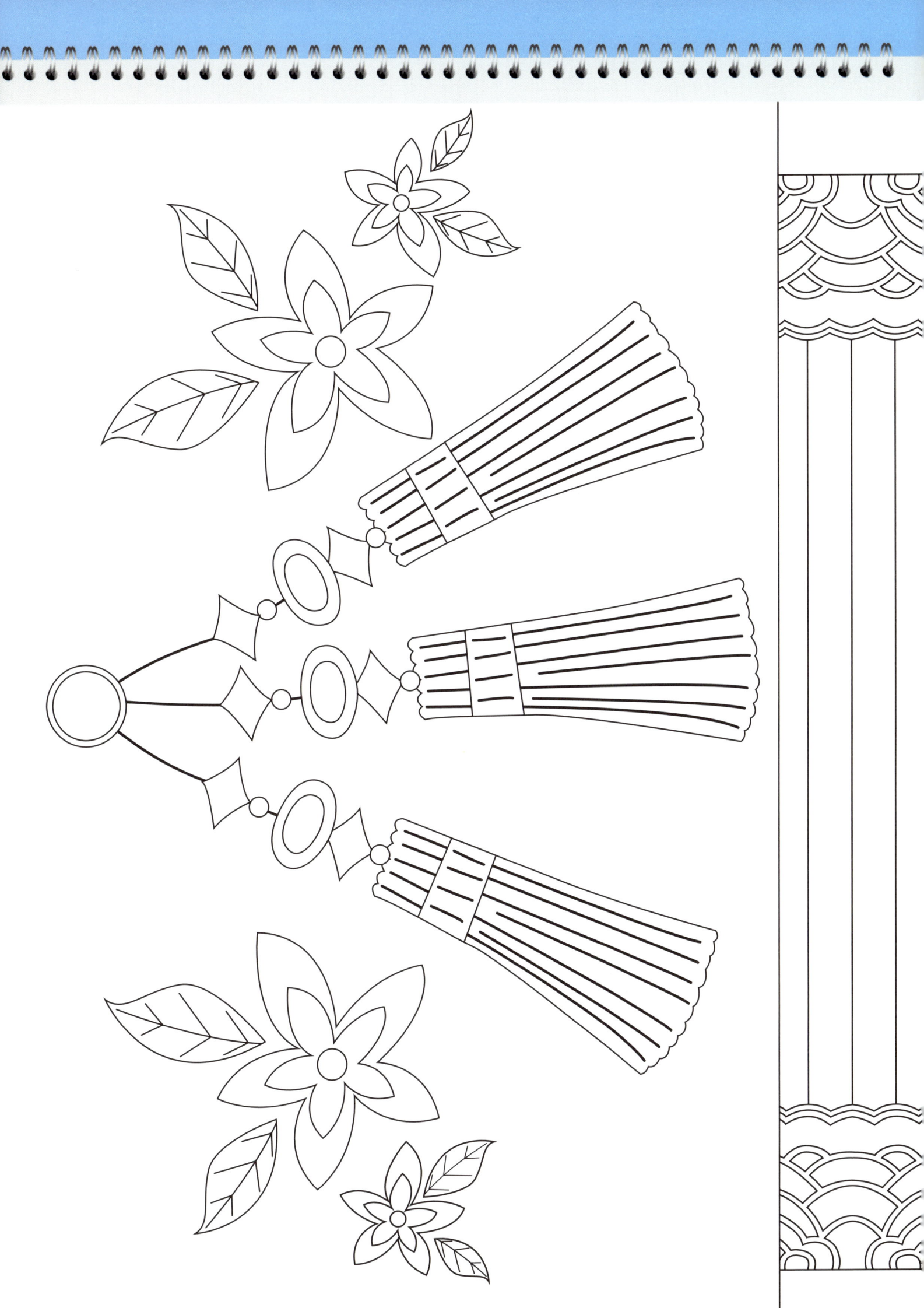

전통 혼례

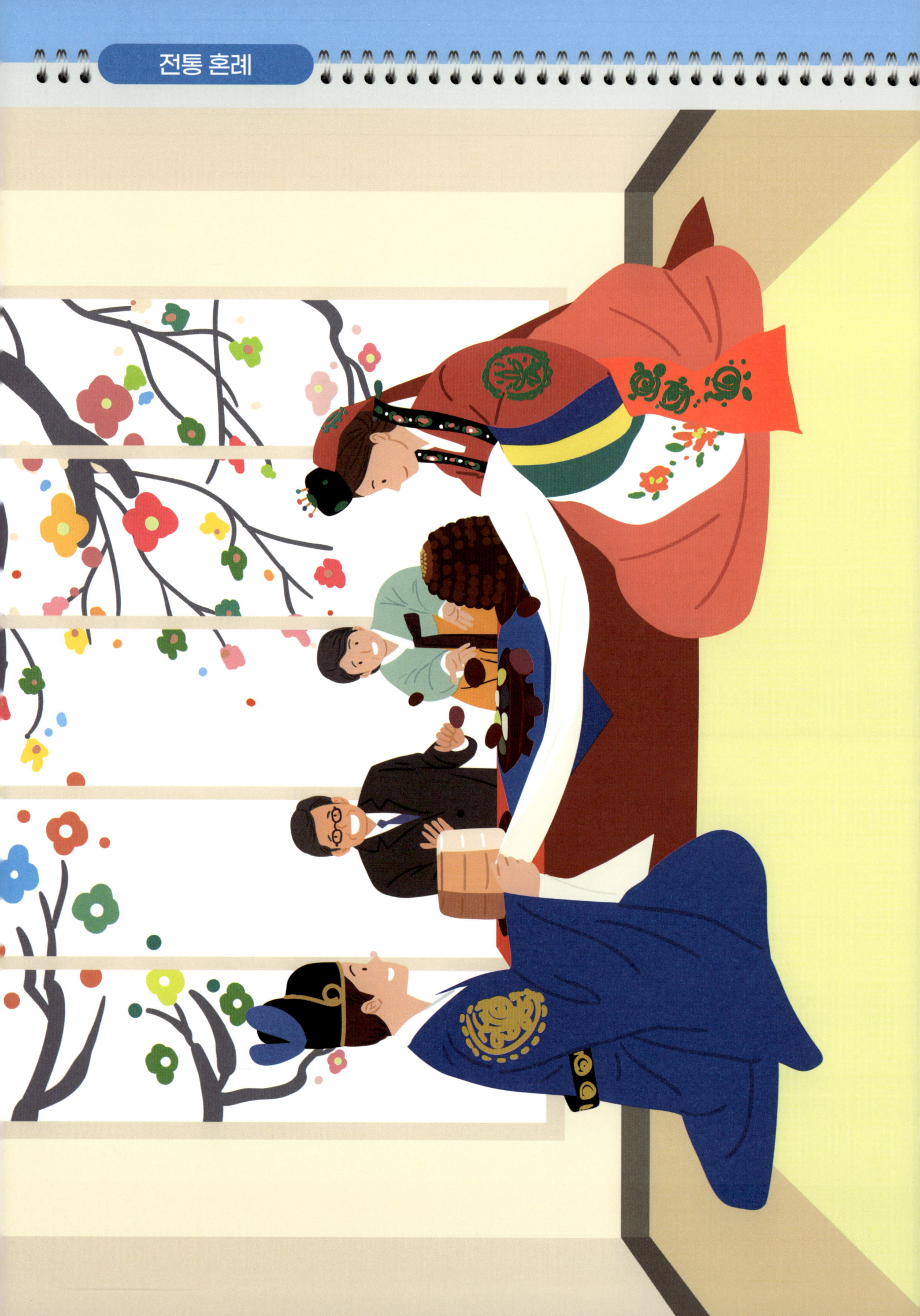

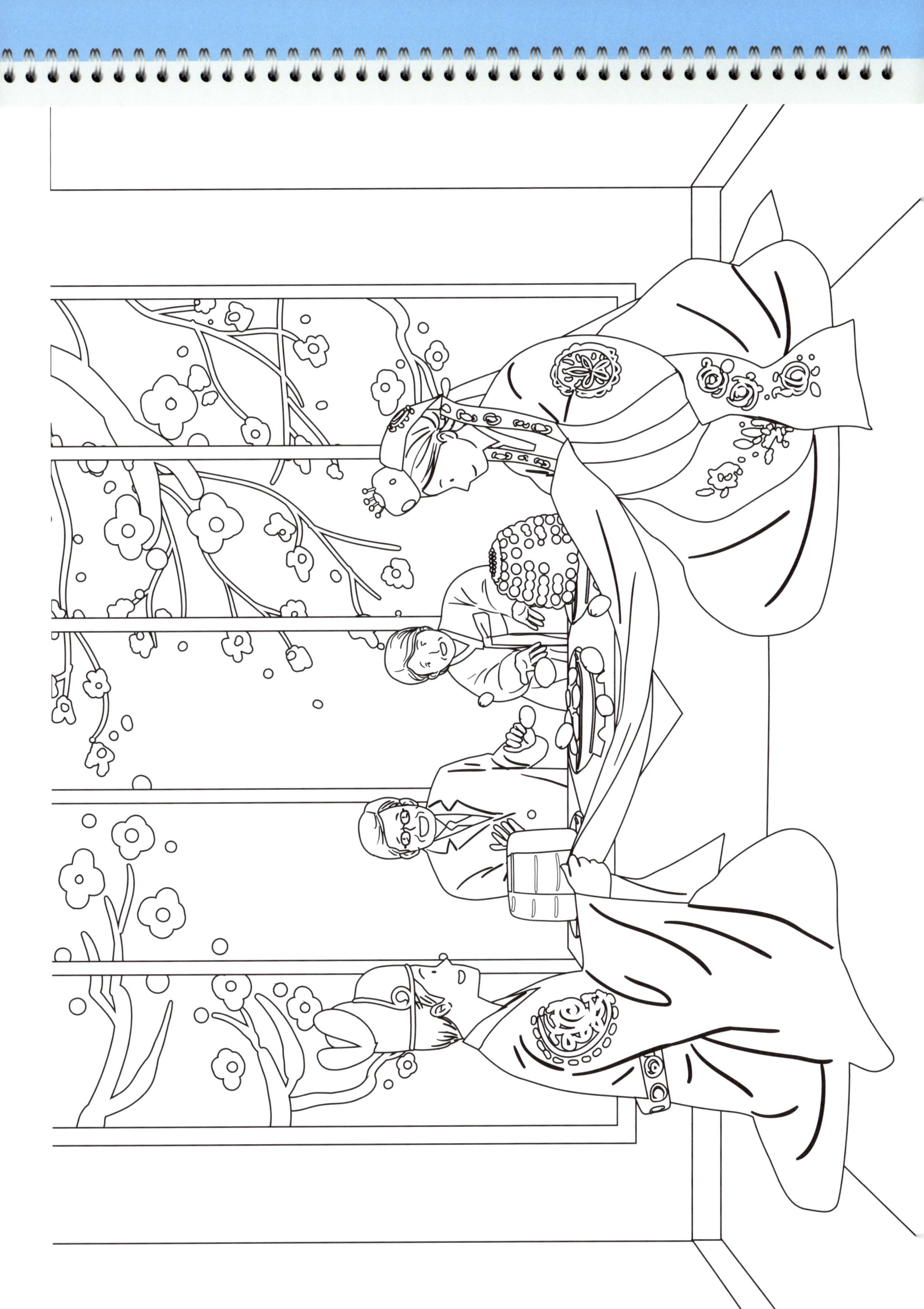

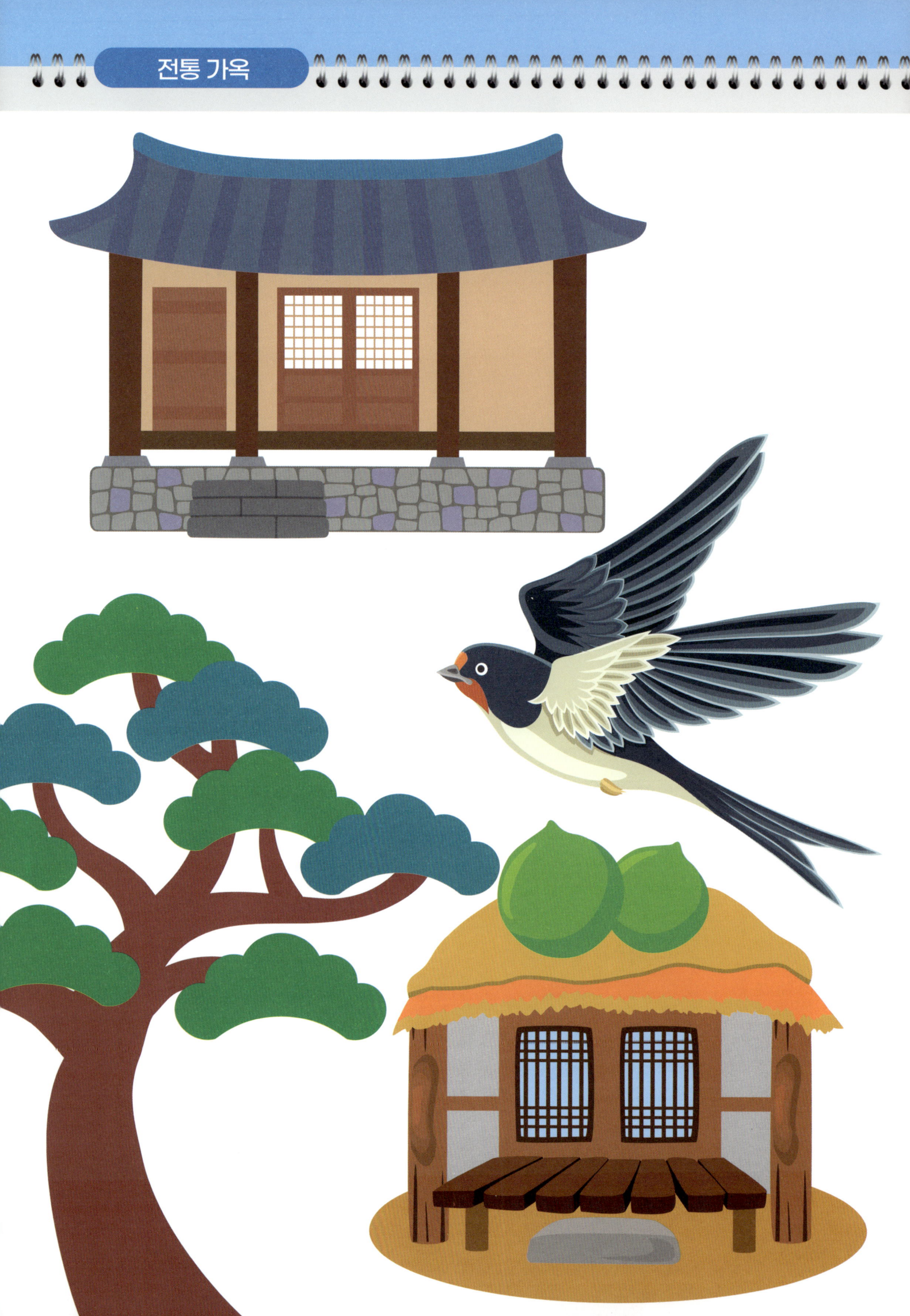
전통 가옥

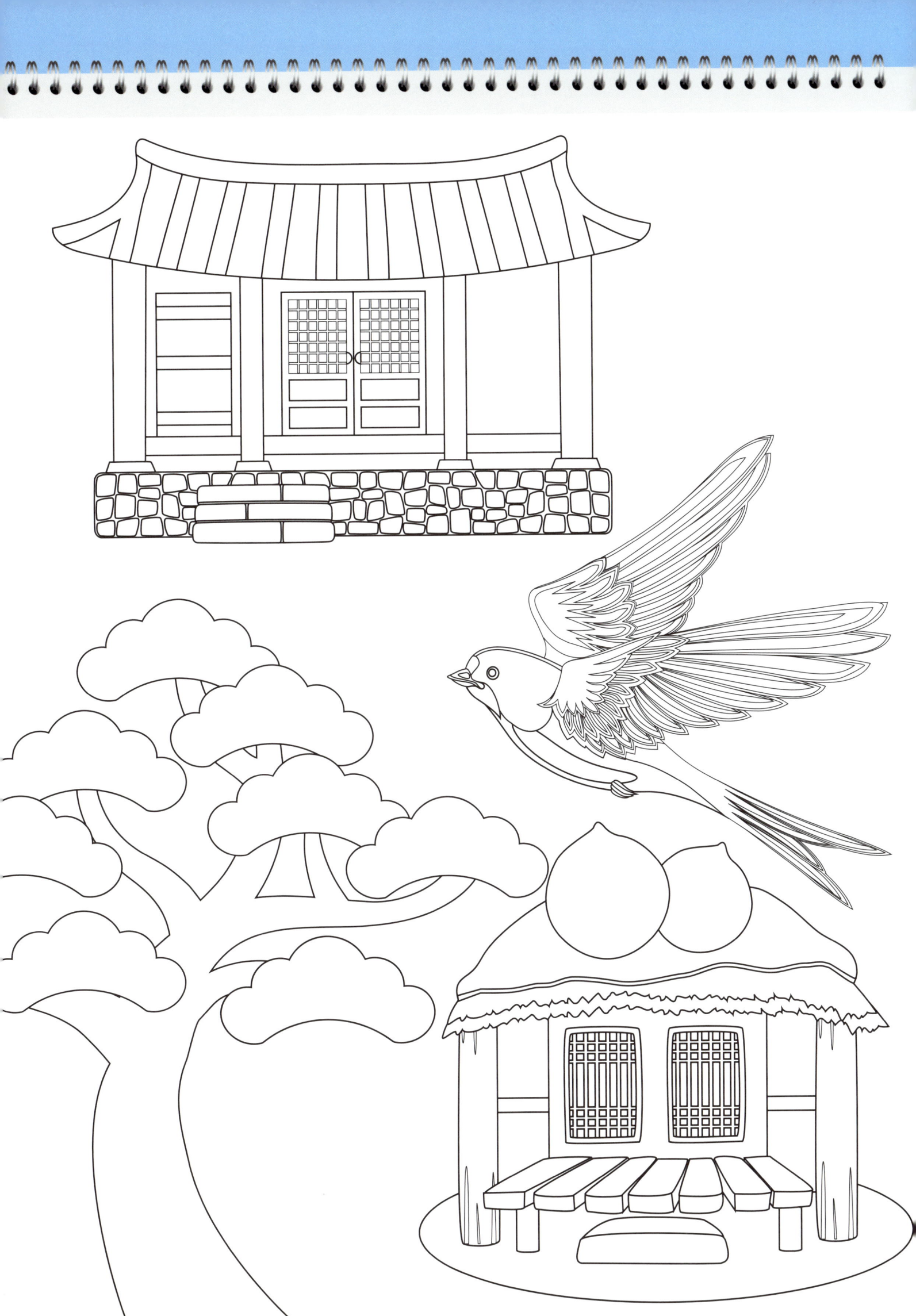

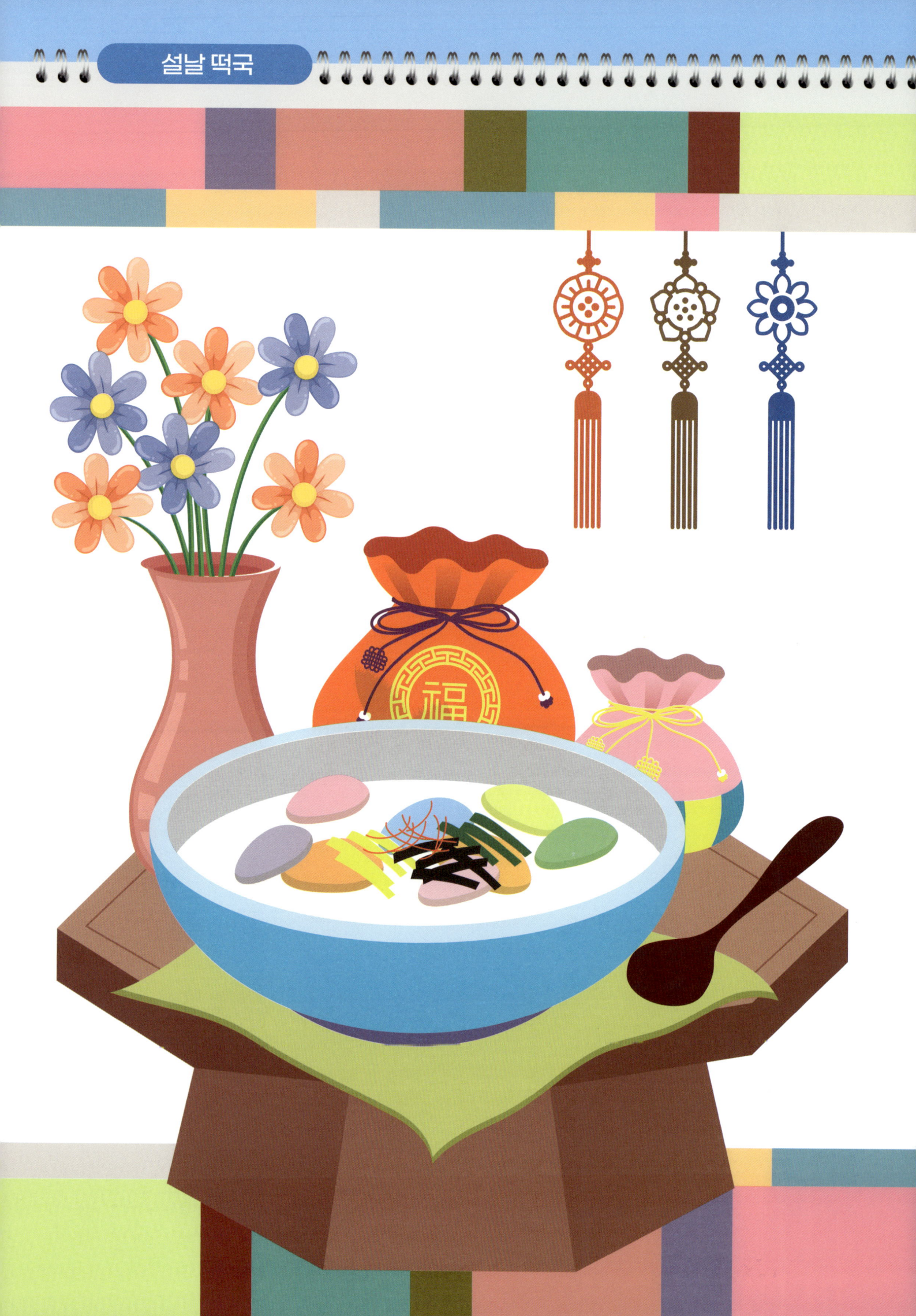

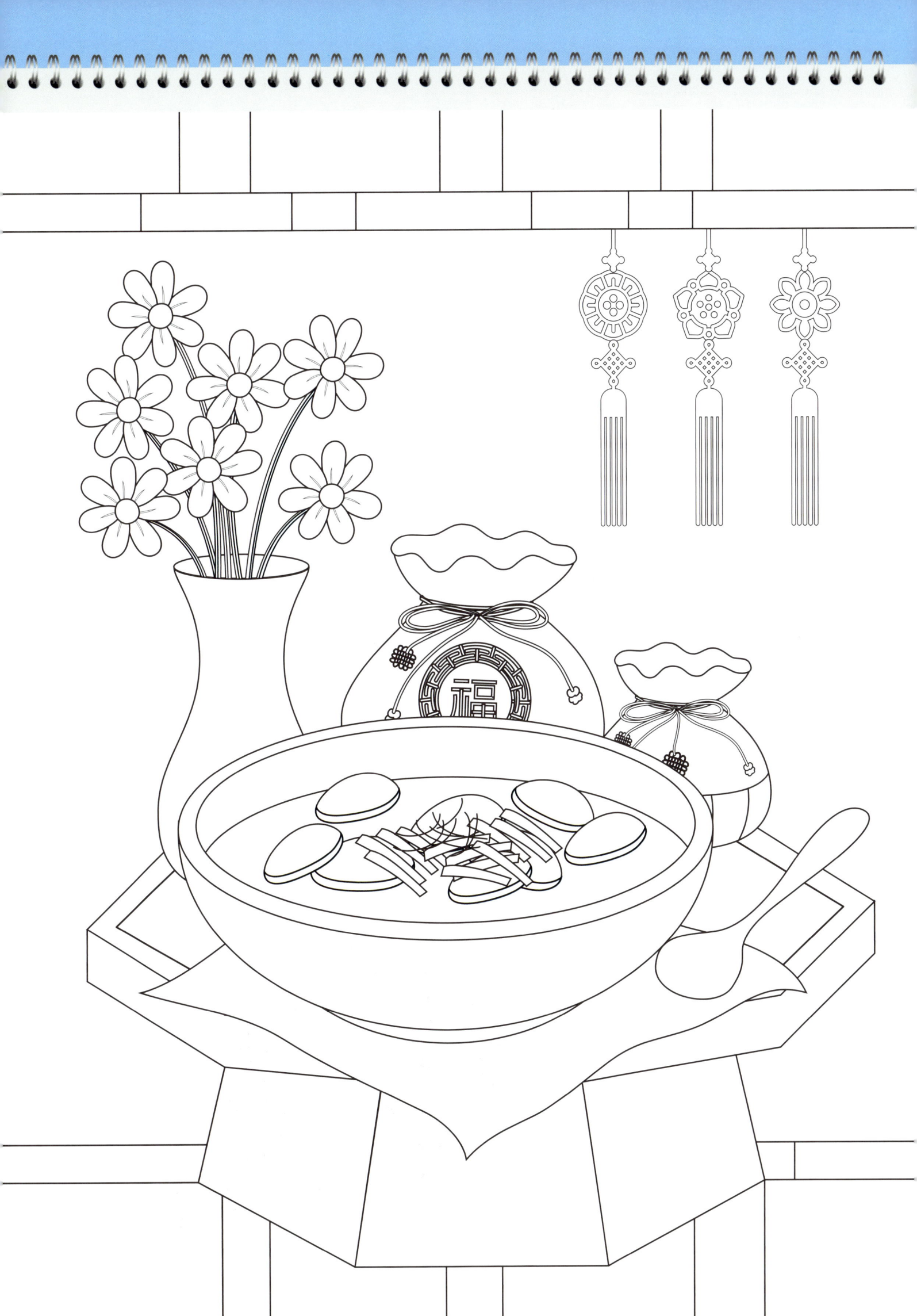

호롱불과 문방사우

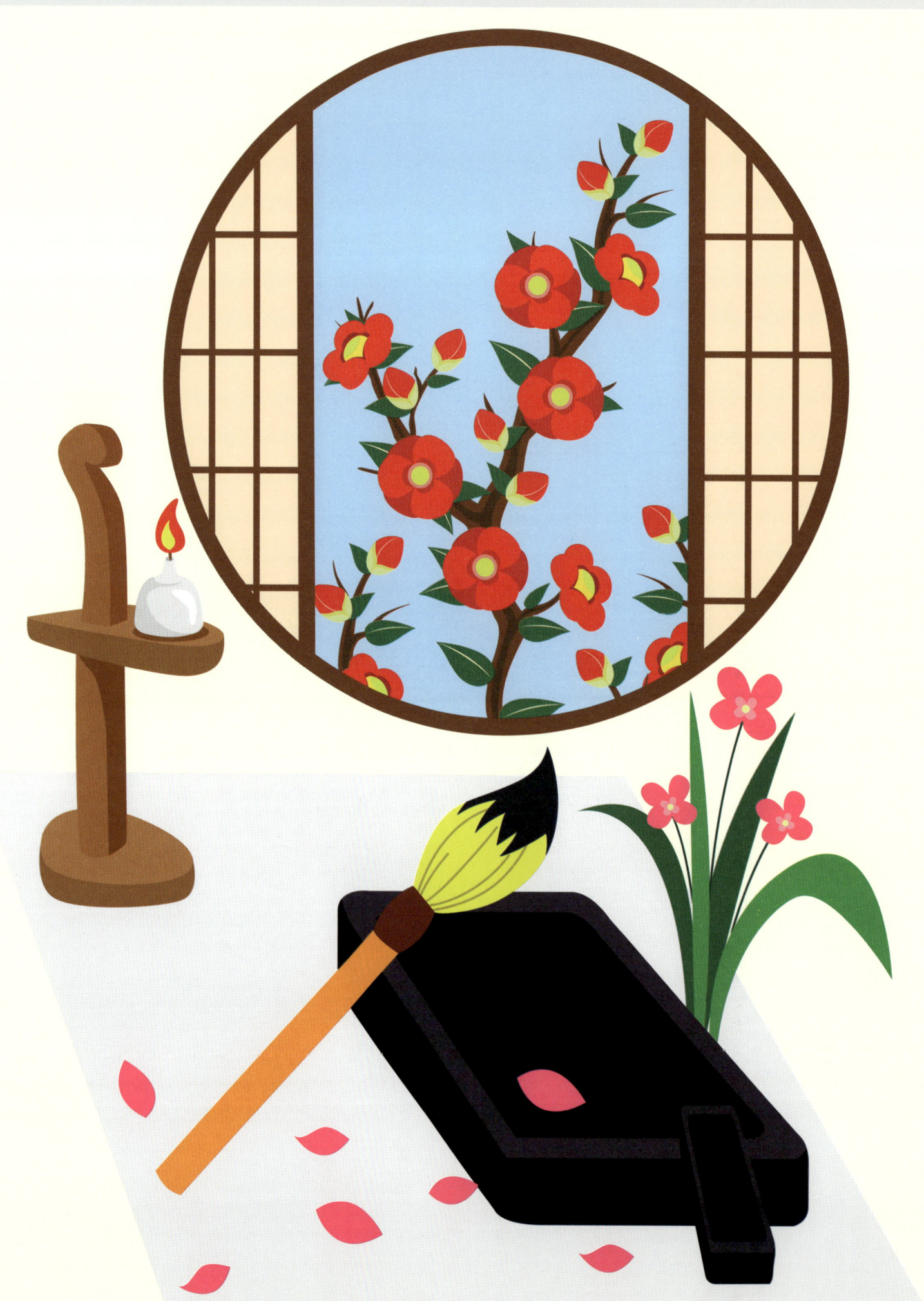

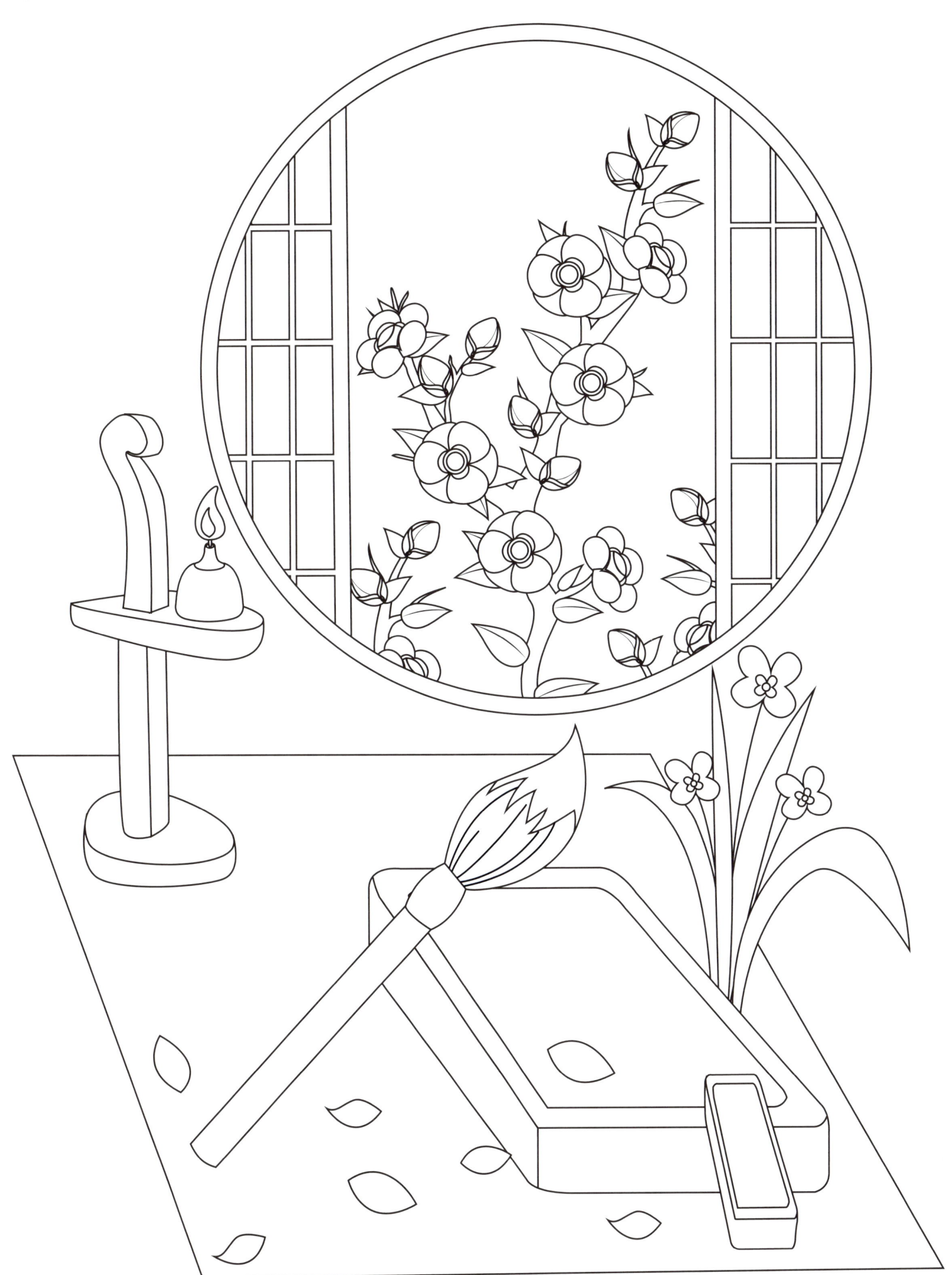

장승

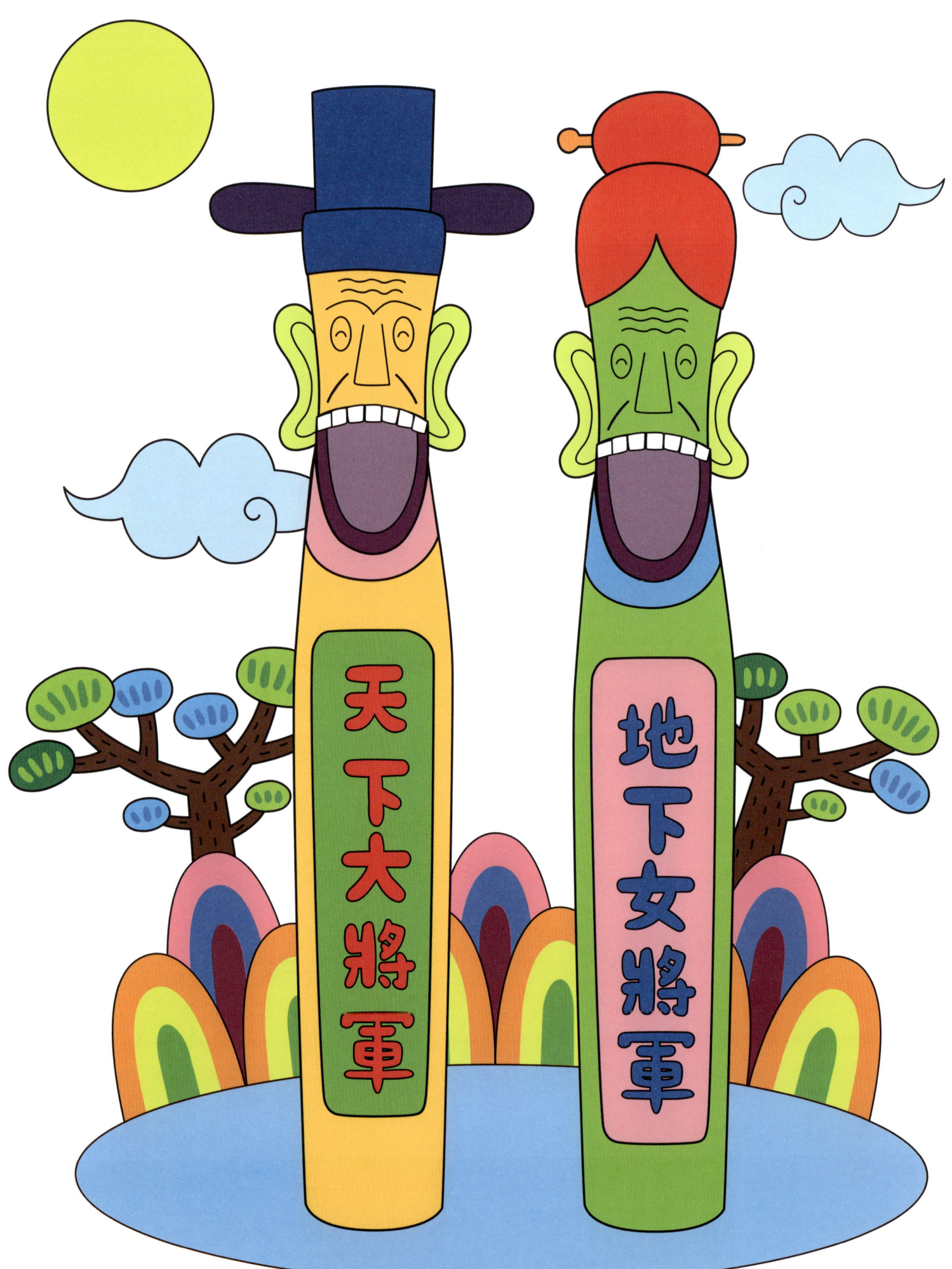

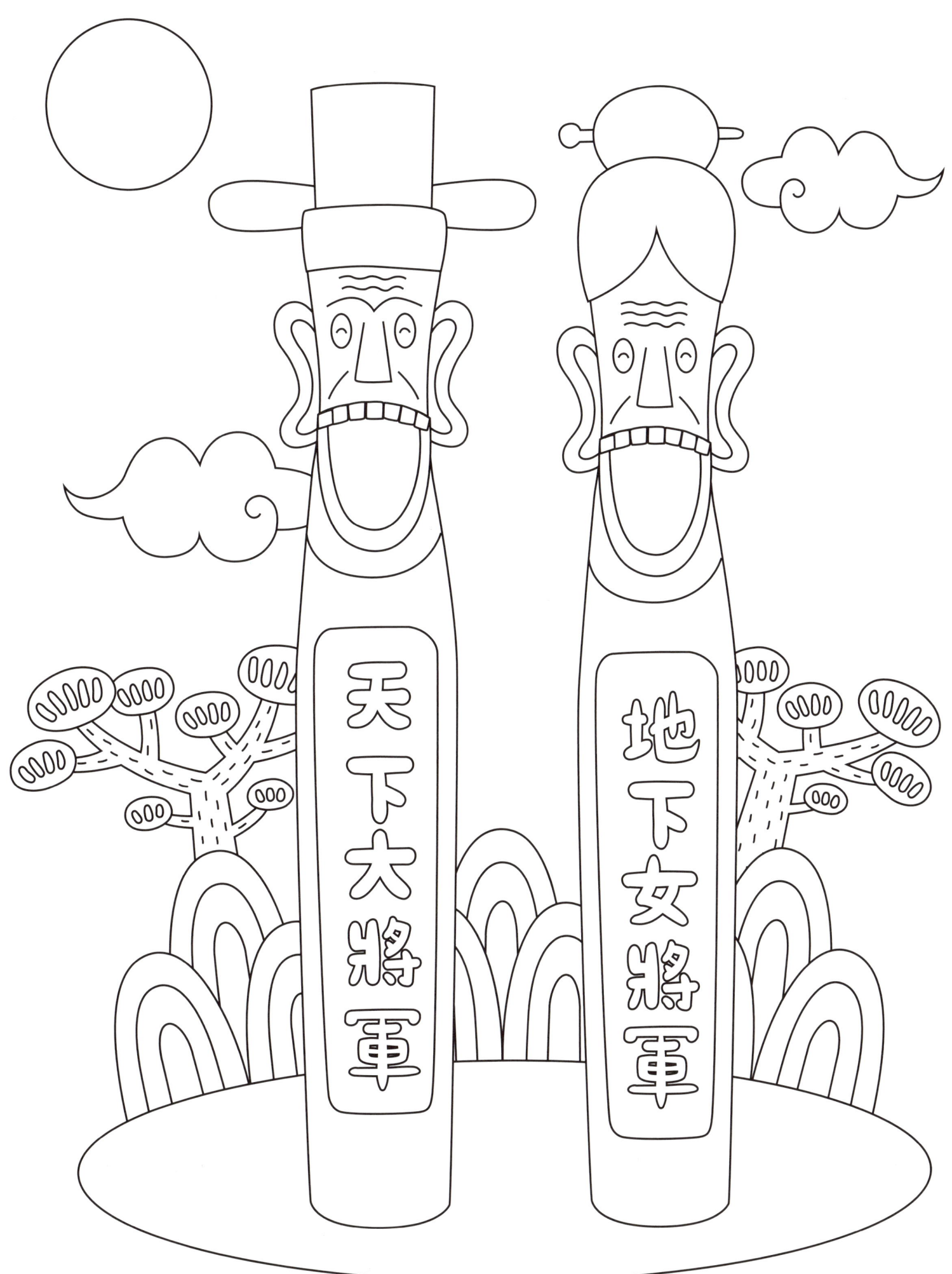

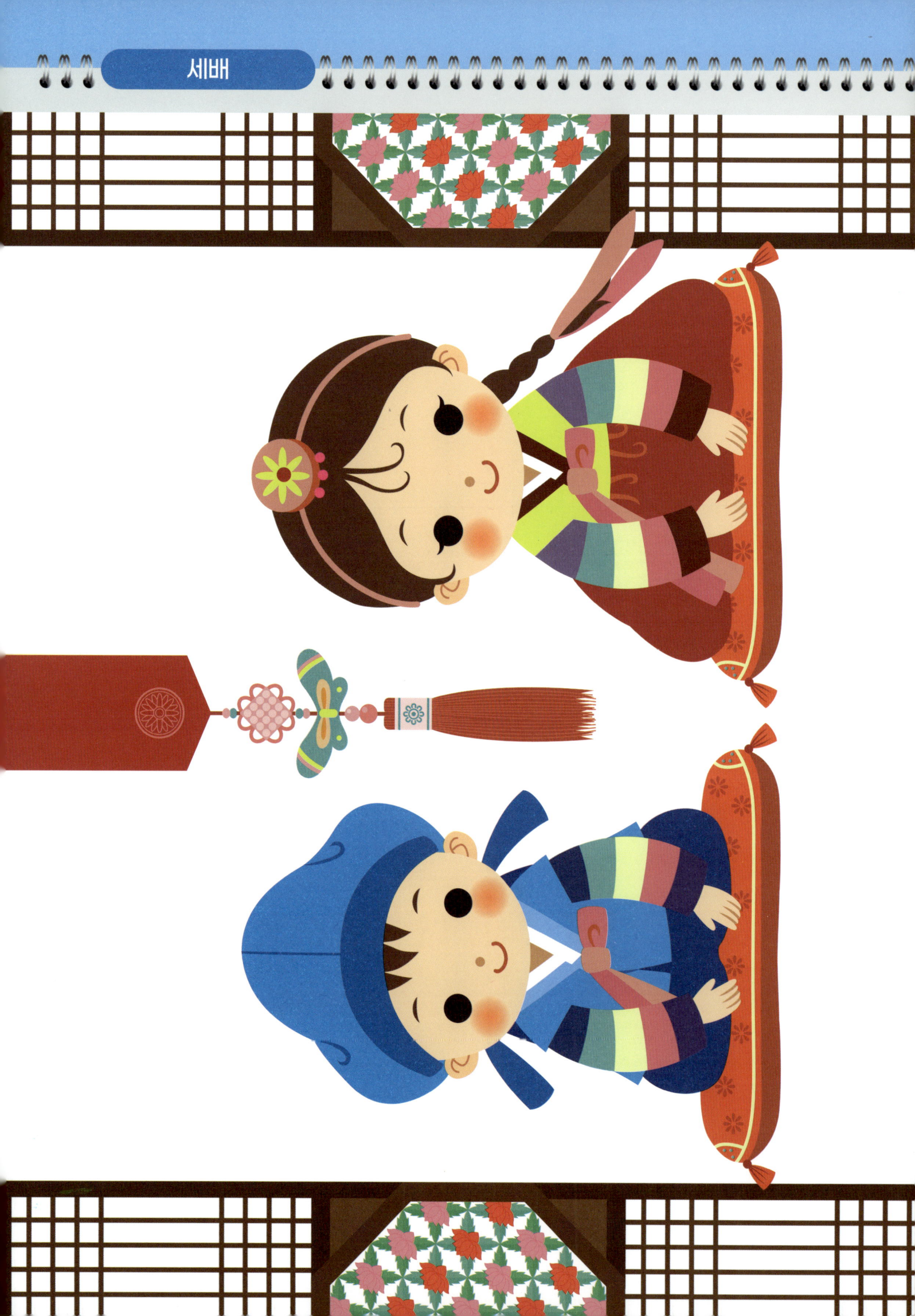

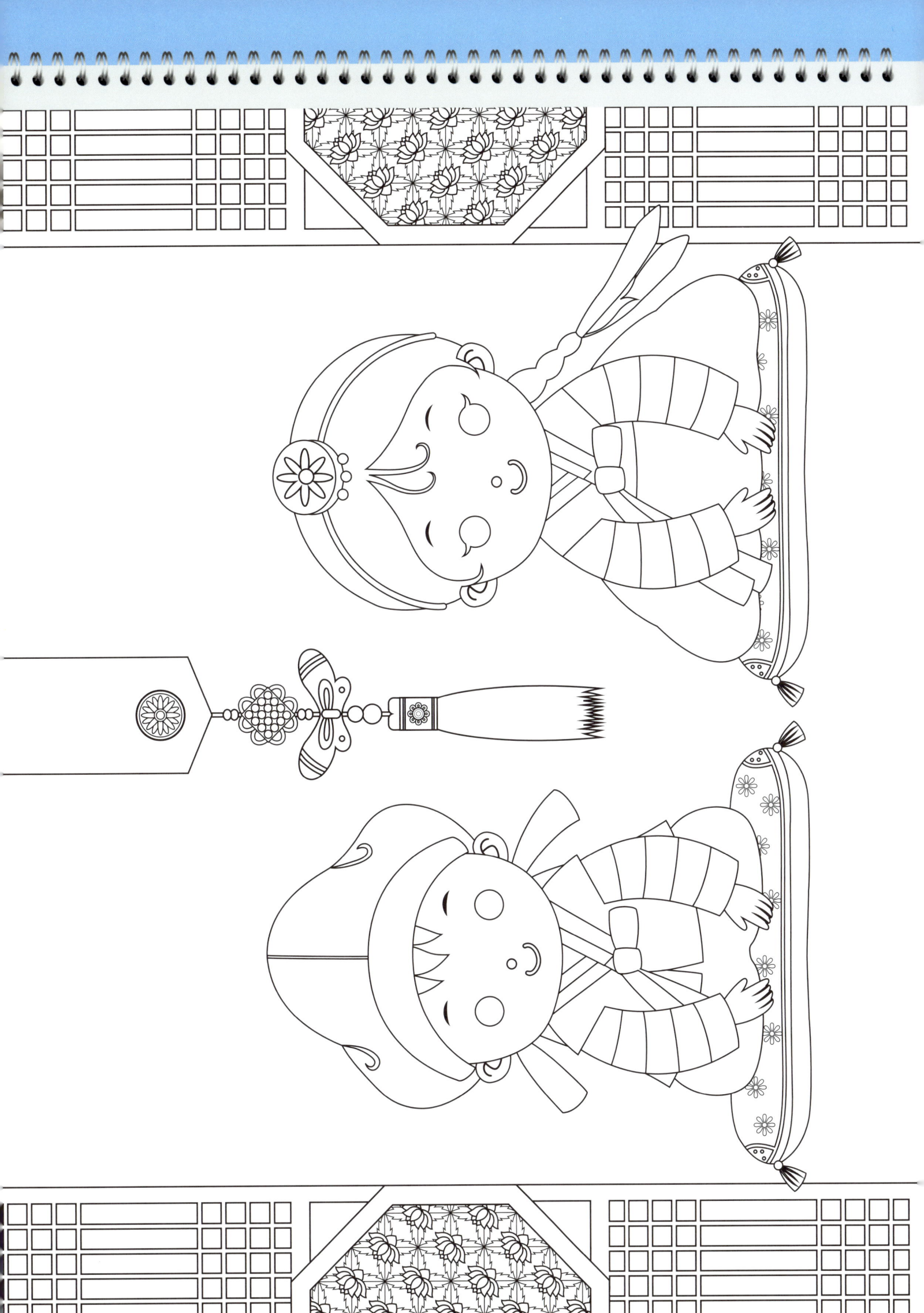

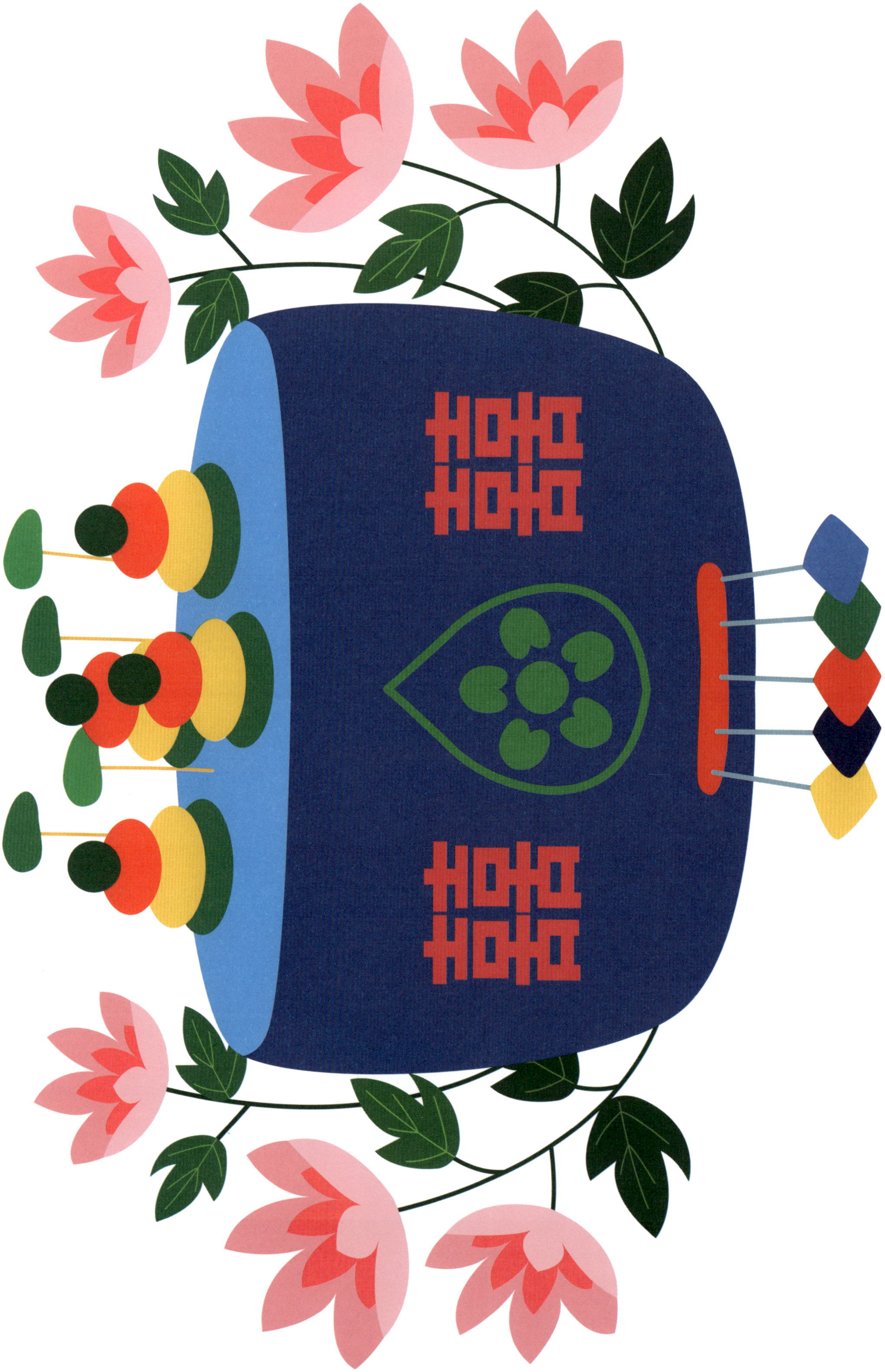

족두리

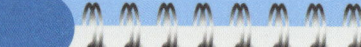

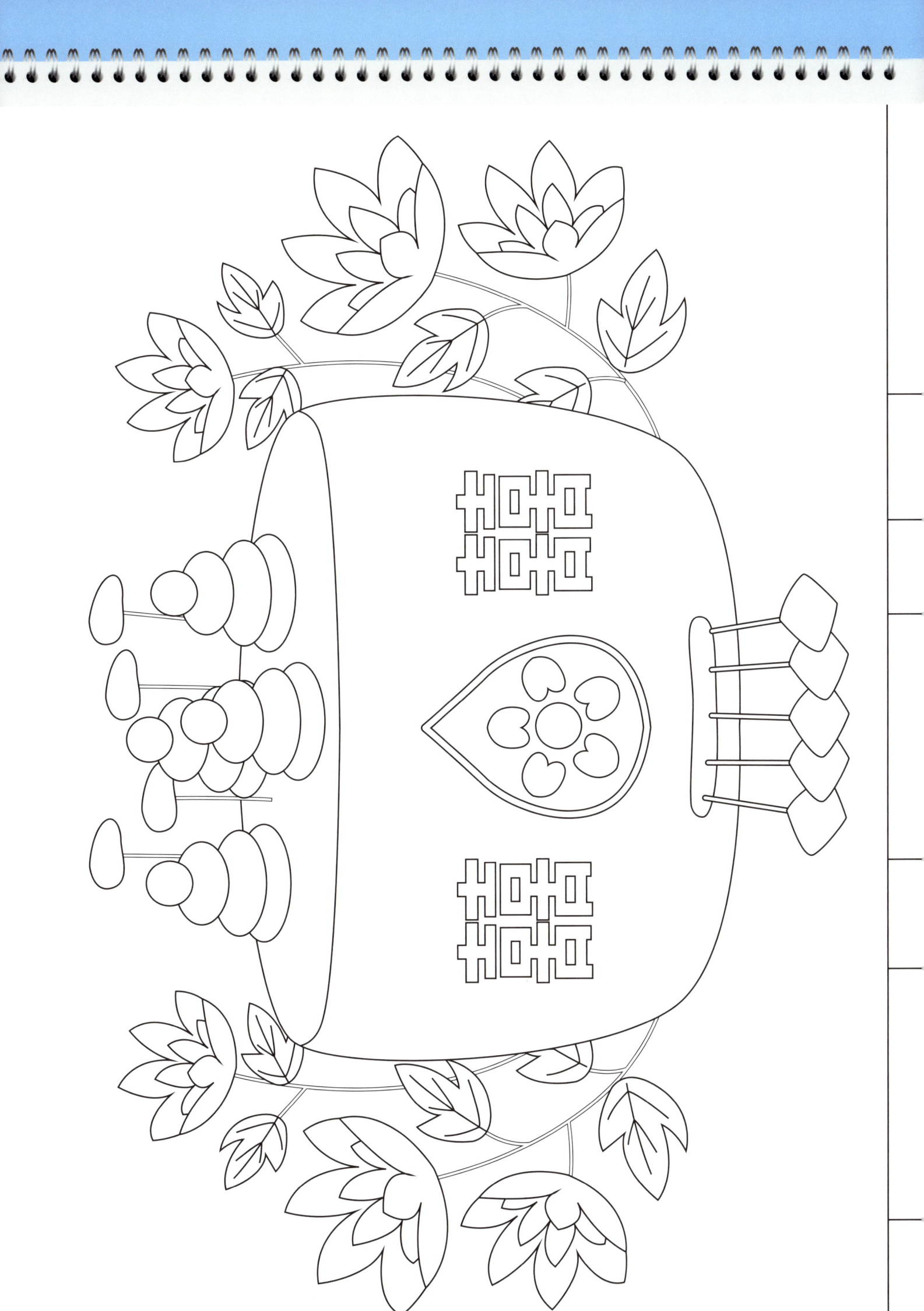

부채
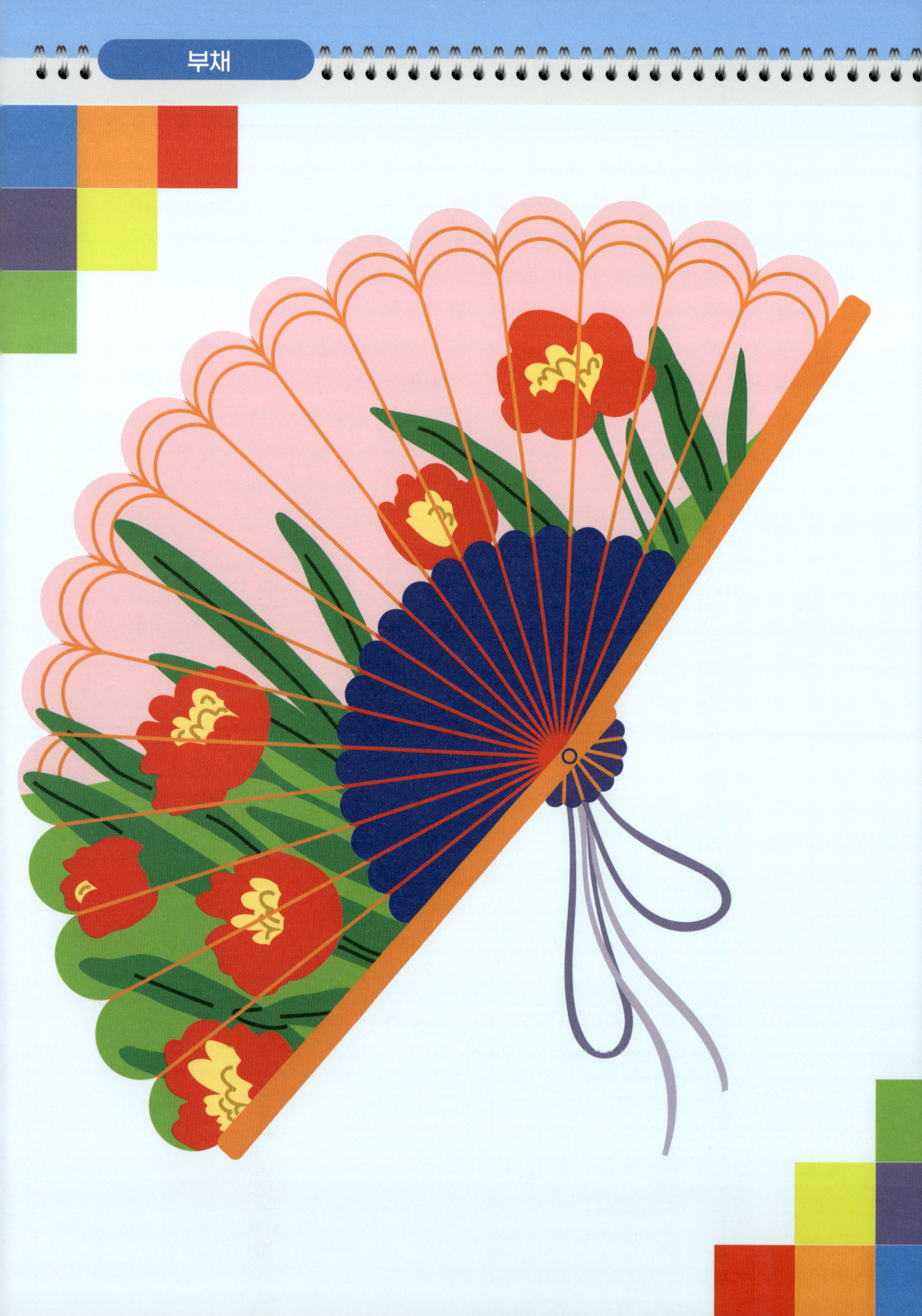

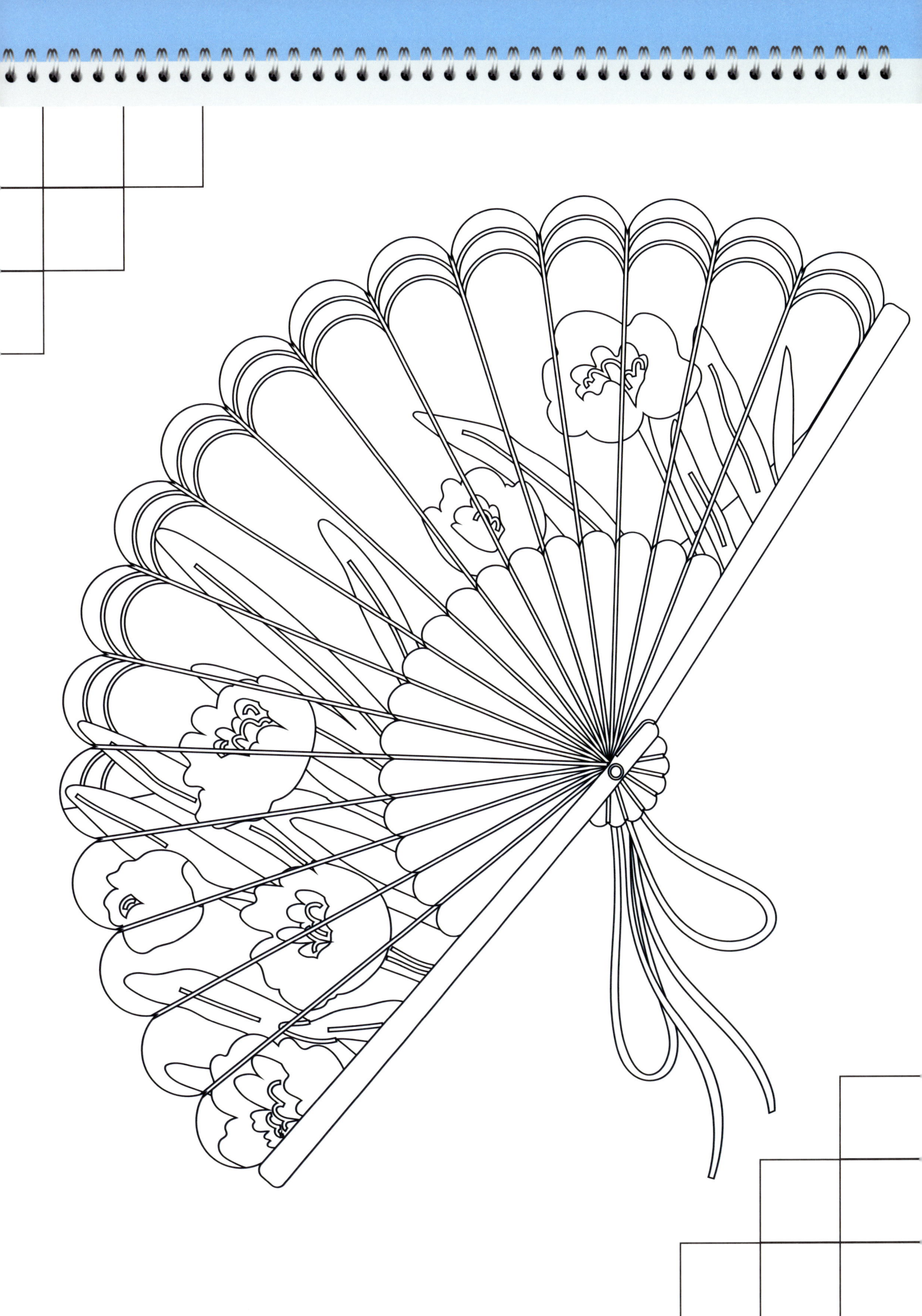

청사초롱

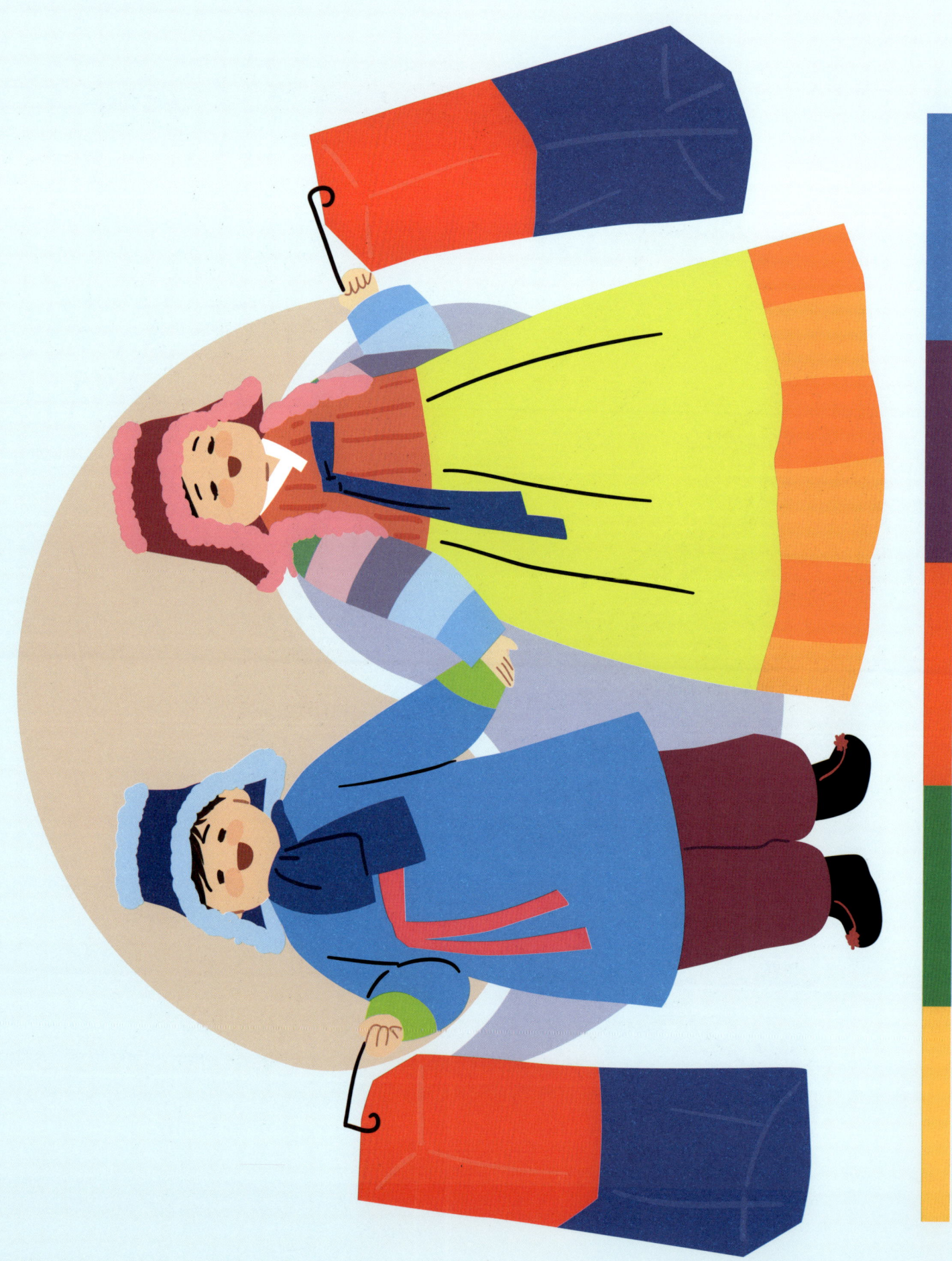

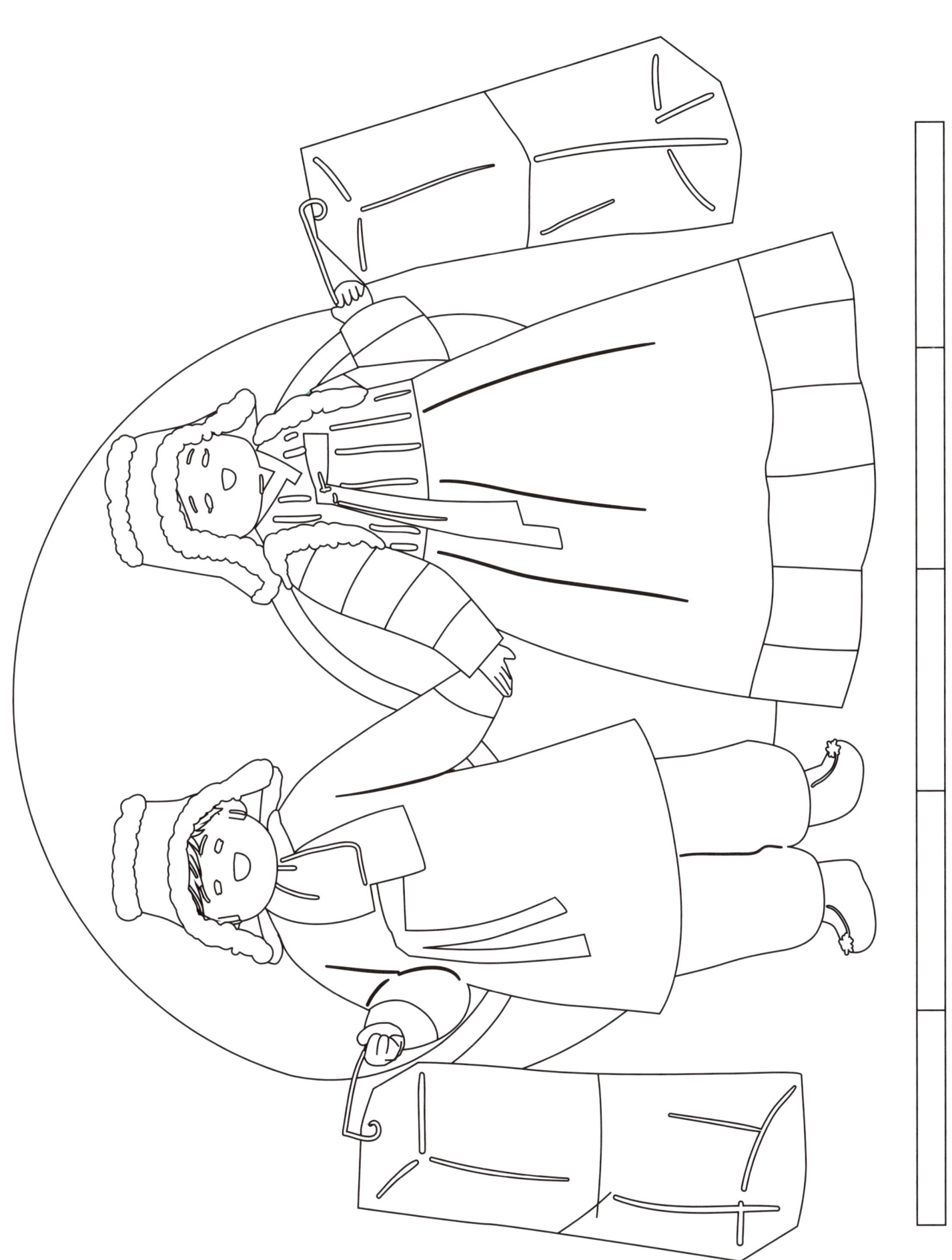

경복궁

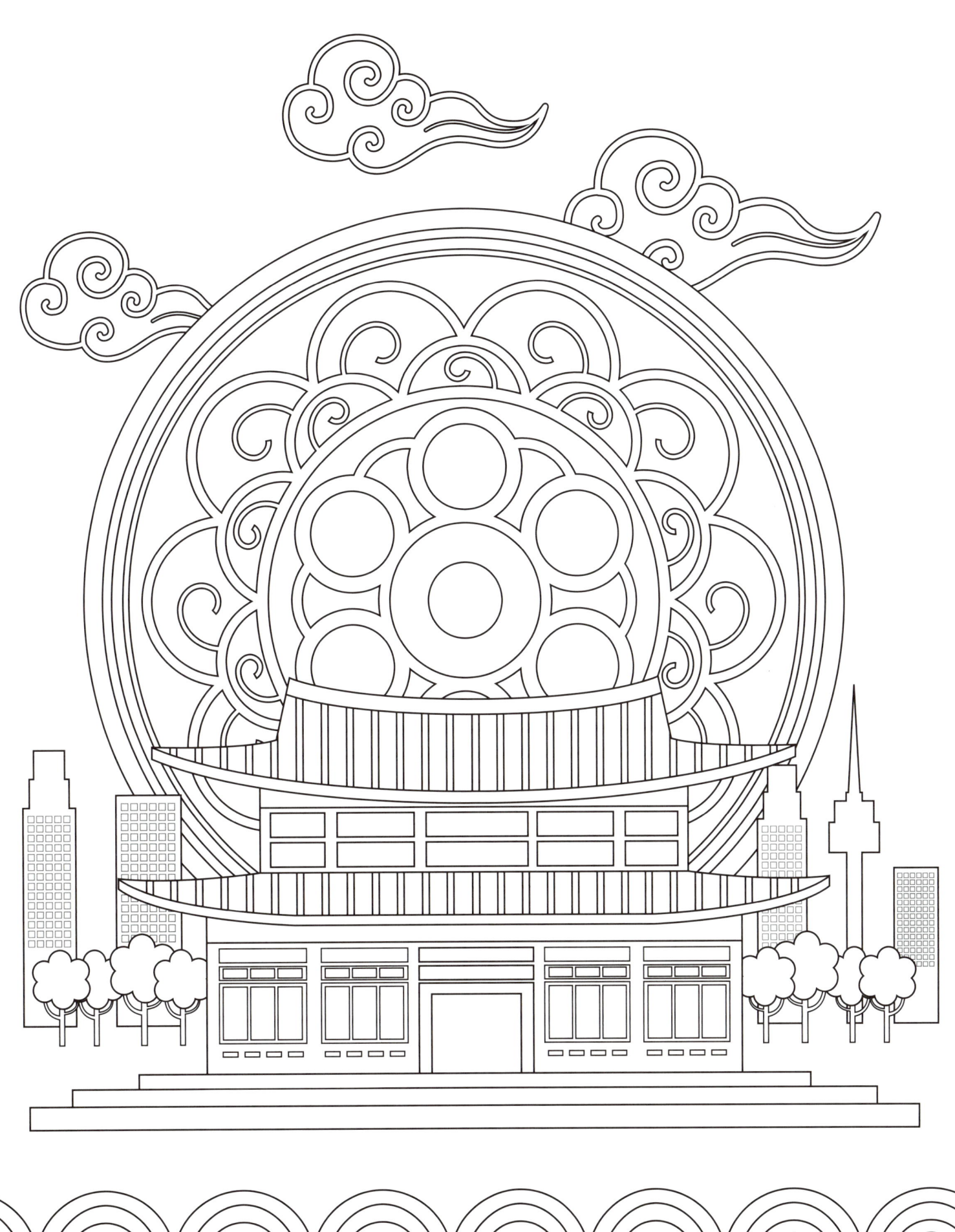

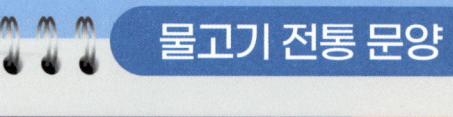

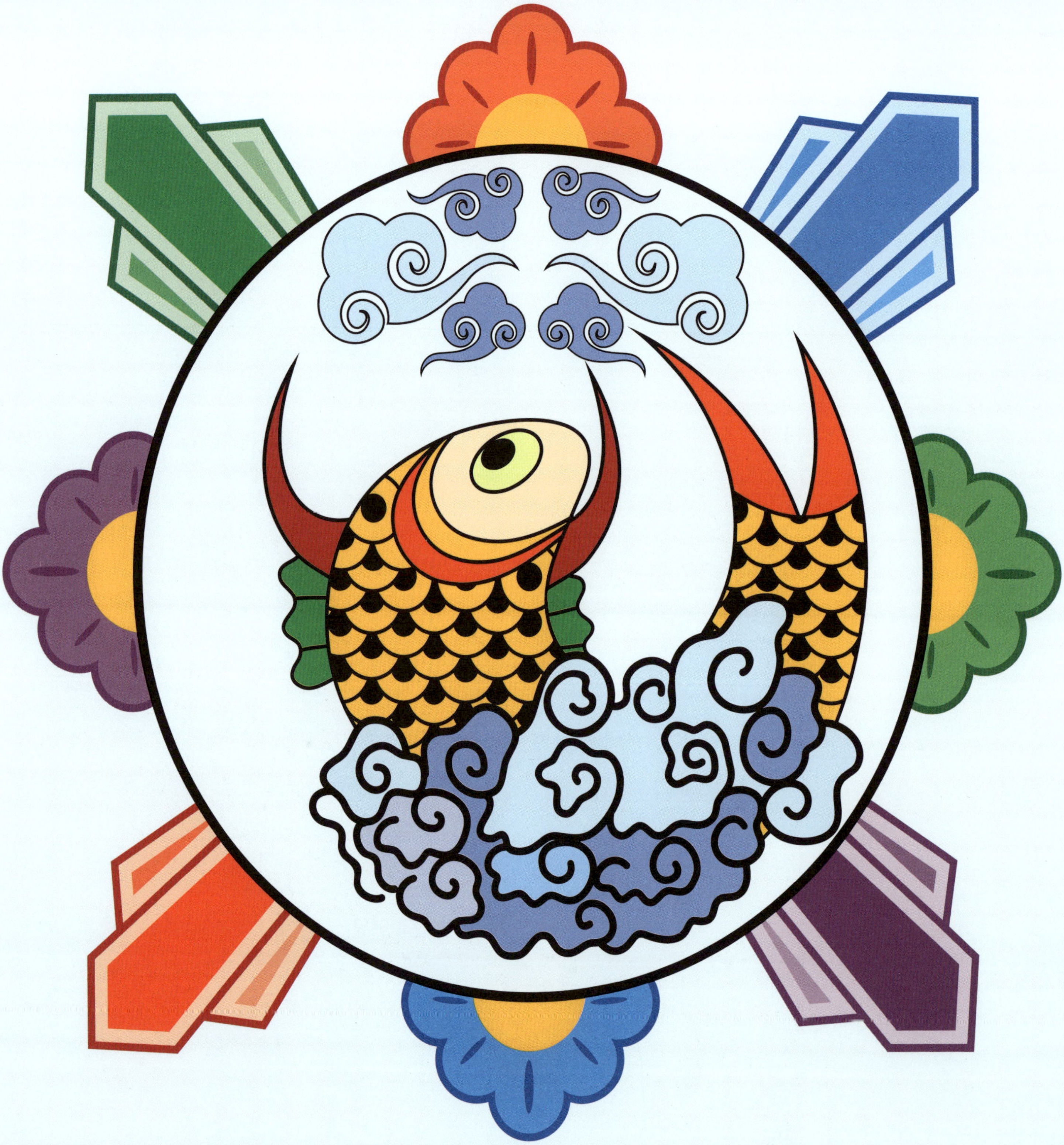

물고기 전통 문양

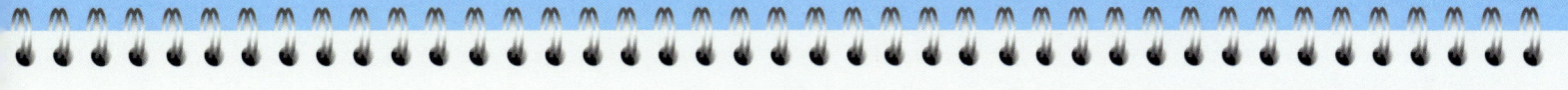

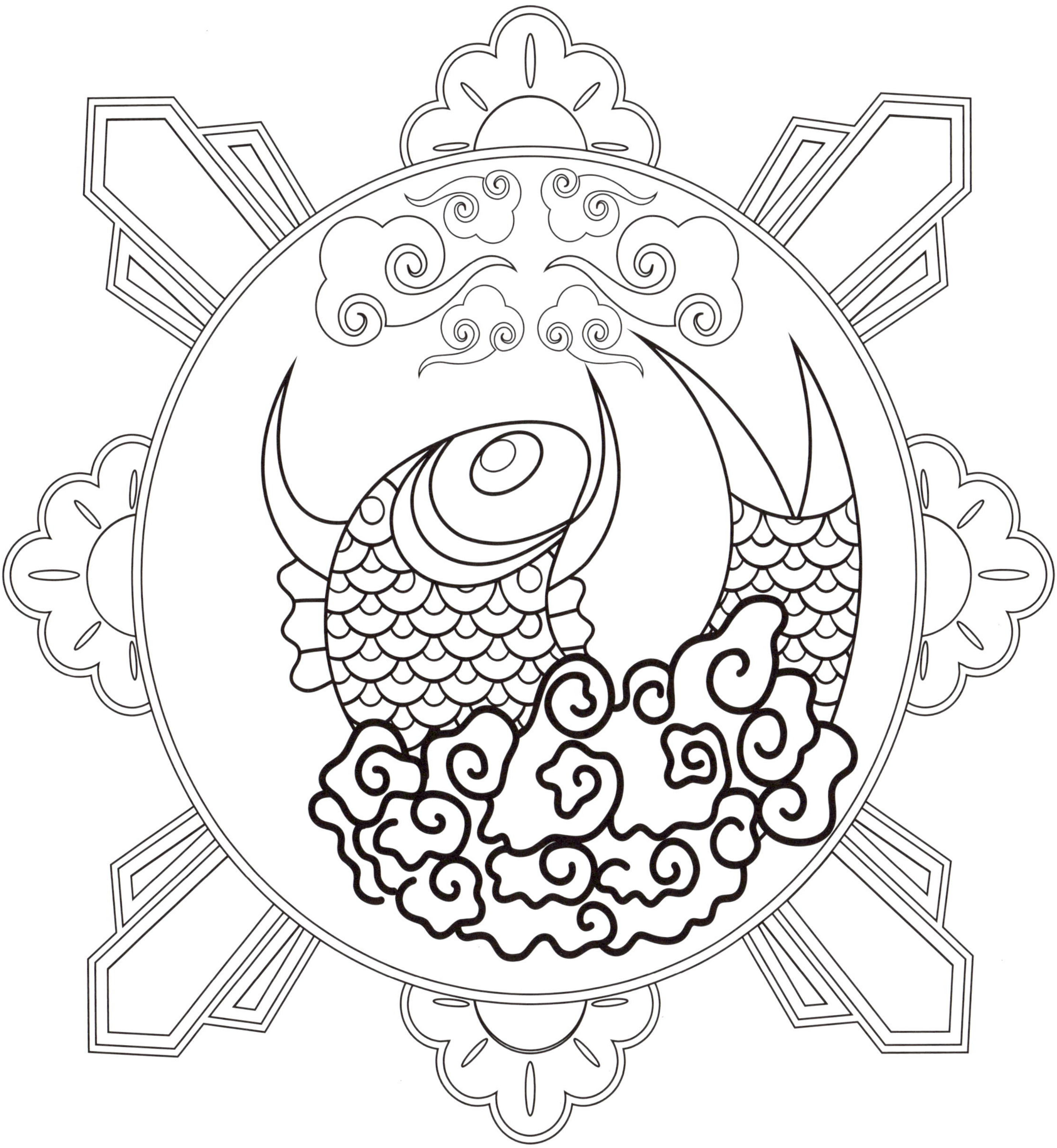

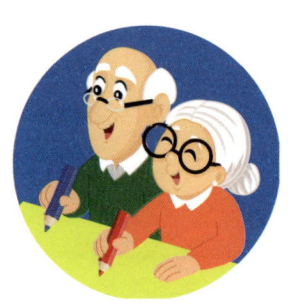

어르신 즐거운 옛 추억 색칠하기

구성 치매예방교육회
펴낸이 최병섭　　**펴낸곳** 이가출판사
초판 1쇄 발행 2025년 11월 5일
출판등록 1987년 11월 23일
주소 서울시 영등포구 도신로 51길 4
대표전화 02)716-3767　　**팩시밀리** 02)716-3768
E-mail ega11@hanmail.net
ISBN 978-89-7547-135-3 (13510)

※ 책 값은 뒤표지에 있습니다.
※ 잘못 만들어진 책은 구입하신 서점에서 교환해 드립니다.
※ 이 책의 저작권은 이가출판사에 있습니다. 무단전재와 복제를 금합니다.